CONDUITE A TENIR

EN PRÉSENCE

D'UNE FEMME ENCEINTE

ATTEINTE DE

TUBERCULOSE PULMONAIRE

L'AVORTEMENT THÉRAPEUTIQUE EST-IL INDIQUÉ AU COURS DE LA TUBERCULOSE PULMONAIRE

PAR

Le Dr Jean COLOMBET

Ex-Interne des Hôpitaux de Lyon et de la Maternité de l'Hôtel-Dieu.

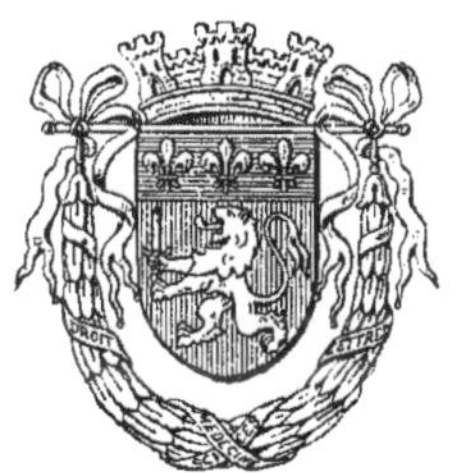

LYON
A. REY, IMPRIMEUR-EDITEUR DE L'UNIVERSITE
4, RUE GENTIL, 4

1912

CONDUITE A TENIR

EN PRÉSENCE

D'UNE FEMME ENCEINTE

ATTEINTE DE

TUBERCULOSE PULMONAIRE

L'AVORTEMENT THÉRAPEUTIQUE EST-IL INDIQUÉ
AU COURS DE LA TUBERCULOSE PULMONAIRE

PUBLICATIONS ANTÉRIEURES

Césarienne *post mortem* avec survie de l'enfant (*Lyon Médical*, 1910).

Sur un cas d'éventration spontanée avec issue des anses intestinales. Guérison de la malade (en collaboration avec M. le Dr Bérard, chirurgien des Hôpitaux. *In* thèse de Tourasse, Lyon, 1911).

Les séquelles anormales des diphtéries ignorées (en collaboration avec M. le Dr Lesieur, médecin des Hôpitaux, *Livre jubilaire du professeur Lépine*, Lyon, 1911).

CONDUITE A TENIR

EN PRÉSENCE

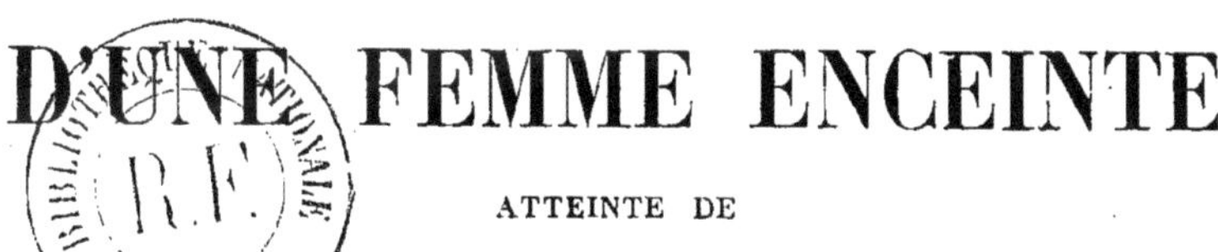

D'UNE FEMME ENCEINTE

ATTEINTE DE

TUBERCULOSE PULMONAIRE

L'AVORTEMENT THÉRAPEUTIQUE EST-IL INDIQUÉ AU COURS DE LA TUBERCULOSE PULMONAIRE

PAR

Le Dr Jean COLOMBET

Ex-Interne des Hôpitaux de Lyon et de la Maternité de l'Hôtel-Dieu.

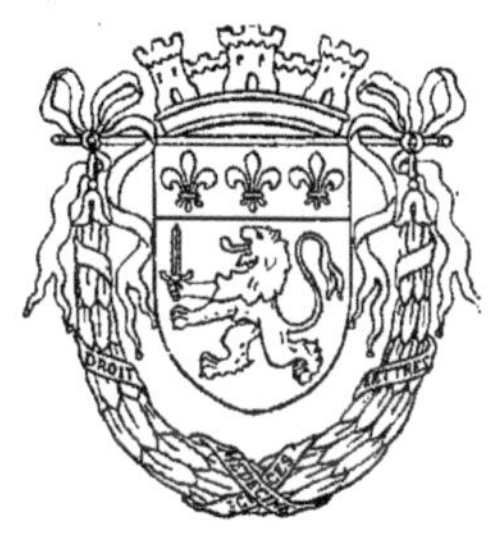

LYON

A. REY, IMPRIMEUR-EDITEUR DE L'UNIVERSITÉ

4, RUE GENTIL, 4

1912

A LA MÉMOIRE

de **Jean RACOUCHOT**

Externe des Hôpitaux de Paris.

A MA GRAND'MÈRE

A MON PÈRE ET A MA MÈRE

En témoignage de mon affection et de ma profonde reconnaissance.

A MES FRÈRES

A TOUS CEUX QUE J'AIME

A mon Président de Thèse

MONSIEUR LE DOCTEUR FABRE

Professeur de Clinique obstétricale à la Faculté.

Pour l'honneur qu'il nous fait en acceptant la présidence de notre thèse.

A M. LE PROFESSEUR-AGRÉGÉ LÉON BÉRARD

Chirurgien des Hôpitaux.

Qui est pour nous le Maître dont l'enseignement, les conseils et la bienveillante sympathie ont éclairé tout le cours de nos études médicales; nous l'assurons de notre profonde reconnaissance.

A M. LE PROFESSEUR-AGRÉGÉ VORON

Accoucheur des Hôpitaux.

Qui nous a donné l'idée de ce travail; nous ne saurions trop le remercier de la bienveillance qu'il nous a toujours manifestée depuis que nous avons été son Interne.

A tous ceux qui ont contribué à ce travail en mettant à notre service leur expérience et leurs conseils, nous adressons l'expression de notre vive reconnaissance.

M. le professeur agrégé Voron nous a donné le sujet et les idées directrices de notre thèse. M. le professeur Fabre, M. le professeur agrégé Commandeur, accoucheur des Hôpitaux, M. le Dr Gonnet, accoucheur des Hôpitaux, le Dr Rhenter, chef de clinique, et particulièrement *M. le Dr Plauchu, accoucheur des Hôpitaux, nous ont permis, par les remarques et les critiques qu'ils nous ont faites, de réaliser plus facilement notre travail. Nous devons à l'obligeance de M. le professeur agrégé Patel, chirurgien des Hôpitaux, deux des observations qui illustrent notre thèse. Enfin notre ami Henri Peseux, professeur à l'Ecole coloniale et aux Hautes Etudes commerciales, en nous aidant au cours de longues traductions, nous a donné une preuve nouvelle de sa profonde affection.*

Nous adressons aussi nos remerciements à nos maîtres dans les Hôpitaux, et en particulier à M. le professeur agrégé Lesieur, médecin des Hôpitaux, et M. le Dr Palasse *chef de clinique, pour la bienveillance, l'affection et le dévouement qu'ils nous ont témoigné dès le début de nos études médicales.*

INTRODUCTION

Quelle doit être la conduite du médecin en présence d'une femme enceinte chez laquelle il constate des signes de tuberculose pulmonaire? Ce problème, maintes fois posé et discuté dans les Sociétés et les Congrès de Médecine, a fait le sujet de nombreux mémoires : il a, d'ailleurs, été résolu dans des sens très différents, comme l'on peut s'en convaincre par la lecture des documents qui s'y rapportent. Les accoucheurs se divisent sur cette question en trois groupes : Les uns sont des *interventionnistes résolus* dont les plus audacieux préconisent non seulement l'interruption de la grossesse, mais la stérilisation des femmes tuberculeuses. C'est dans l'école allemande que l'on trouve les plus ardents défenseurs de cette théorie souvent mise en pratique dans les Maternités de l'étranger.

En France, au contraire, on se tient avec prudence dans *l'expectative armée :* fataliste à l'égard de la mère, on espère sauver l'enfant en permettant à la grossesse d'évoluer jusqu'à son terme normal avec le seul secours de la thérapeutique et de l'hygiène.

Entre ces opinions extrêmes prend place la théorie *éclectique* dont les partisans adoptent, suivant les circonstances et, suivant les cas, telle ou telle conduite.

La documentation bibliographique que nous avons

recueillie nous incline à penser que ces derniers cliniciens se rapprochent le plus de la vérité. Malheureusement, nous ne pouvons apporter, à l'appui de cette opinion, qu'un très petit nombre d'observations personnelles et *surtout probantes;* c'est qu'en France presque tous les accoucheurs ont adopté le principe que M. le professeur Pinard formulait au Congrès de Rome en 1902 : « *Il n'y a pas d'indication d'avortement ou d'accouchement prématuré au cours de la tuberculose pulmonaire.* »

De plus, à la Maternité de l'Hôtel-Dieu de Lyon dont le chef de service M. le professeur agrégé Voron est partisan de l'intervention précoce dans certains cas favorables, ces derniers sont l'exception, car, sur le grand nombre de tuberculeuses en état de grossesse, beaucoup s'égarent dans les services de médecine générale.

Notre travail a surtout *pour but de rappeler, qu'à côté du traitement d'expectative, il y a une thérapeutique interventionniste, très défendable en théorie et par les observations que publient les médecins étrangers.*

Nous laissons de côté la question « tuberculose laryngée et grossesse », car le traitement, plus complexe, relève à la fois de la médecine, de l'obstétrique et de la chirurgie : aussi il doit faire le sujet d'une étude spéciale. D'ailleurs, la laryngite tuberculeuse comporte un si mauvais pronostic qu'elle fait le plus souvent échec à tout traitement. Il est donc plus logique de défendre l'intervention obstétricale, encore si discutée, à propos de la tuberculose pulmonaire dans ses formes curables.

CONDUITE A TENIR

EN PRÉSENCE

D'UNE FEMME ENCEINTE

ATTEINTE DE

TUBERCULOSE PULMONAIRE

L'AVORTEMENT THÉRAPEUTIQUE EST-IL INDIQUÉ AU COURS DE TUBERCULOSE PULMONAIRE

PLAN

Les rapports entre la grossesse et la tuberculose pulmonaire ont été étudiés depuis fort longtemps et beaucoup de mémoires se plaisent à citer l'opinion d'Hippocrate. L'historique de cette question a été exposé tout au long dans plusieurs ouvrages auxquels nous reportons le lecteur si le résumé que nous en donnons lui paraît trop court.

Dans la première partie de notre thèse, nous insistons davantage sur les *documents récents* que nous avons recueillis dans la littérature étrangère, et nous y annexons toute une série *d'interviews* que nous devons à l'obligeance de quelques-uns de nos maîtres en obstétrique : nous leur en exprimons notre profonde reconnaissance.

Dans une deuxième partie, nous cherchons à mettre

en valeur *les différents éléments* sur lesquels doivent reposer notre démonstration et nos conclusions : c'est ainsi que nous consacrons un court chapitre à l'influence de la grossesse sur la tuberculose pulmonaire, un autre à l'action de la tuberculose pulmonaire sur la grossesse, un troisième à la valeur du produit de conception.

Armé de tous ces éléments, *nous exposons en détail les deux grandes méthodes thérapeutiques* proposées dans les cas de grossesse compliquée de tuberculose des poumons. Chacune d'elles est l'objet de *remarques critiques ou approbatives* sur les points qui nous paraissent importants.

La quatrième partie se compose de toute *une série d'observations* destinées à renforcer la discussion théorique. Les premières sont en faveur de l'avortement provoqué, elles sont extraites de publications *étrangères*. Les autres représentent tous les cas *lyonnais* dans lesquels on a tenté l'interruption de la grossesse pour tuberculose pulmonaire. En apparence, la plupart de ces derniers documents donnent tort aux idées que nous aurions tendance à défendre. En réalité, ils nous sont d'une grande utilité, car ils nous permettent de rechercher la cause de ces échecs thérapeutiques et de préciser les indications de l'interruption de la grossesse en pareil cas.

Le cinquième chapitre, tiré des considérations précédentes, est *l'exposé de la doctrine professée par notre maître M. le professeur Voron, chef de service à la Maternité de l'Hôtel-Dieu.*

CHAPITRE PREMIER

PARTIE DOCUMENTAIRE — BIBLIOGRAPHIE. — HISTORIQUE OPINIONS CONTEMPORAINES

A. — BIBLIOGRAPHIE

Nous n'avons pas voulu dresser chronologiquement la liste de tous les travaux qui se rapportent à notre sujet. Cette longue énumération se trouve dans de nombreux mémoires que nous signalons au lecteur :

En France :

Rebière (J.) *Contribution à l'étude de la tuberculose dans ses relations avec la grossesse et les suites de couches* (th. Paris 1900).

Proust (G.) *Influence qu'exercent la grossesse, l'accouchement et l'état puerpéral sur la tuberculose pulmonaire* (th. Paris 1903).

Kania, *Influence de la Puerpéralité sur les femmes prédisposées à la tuberculose* (th. Paris 1904).

Favre Thomas, *Tuberculose et puerpéralité. Essai critique des indications de l'avortement provoqué dans la tuberculose pulmonaire* (th. Paris 1905).

MAGNETTE, *Contribution à l'étude clinique de l'évolution de la tuberculose pulmonaire après l'accouchement et l'avortement spontané ou provoqué* (th. Lyon 1908).

MONNIER, *Considération sur les rapports de la grossesse et de la puerpéralité* (th. Paris 1908).

PRINARIS, (th. Lyon 1911).

VITTOZ, *De la survie des enfants d'accouchées atteintes de tuberculose pulmonaire* (th. Lyon 1911).

Dans les pays de langue germanique:

DAVID MORDKOWITSCH, *Traitement de la tuberculose pulmonaire pendant la grossesse* (th. Berlin 1911).

H. HELLENDAL, *Tuberculose et Grossesse (Gyn. Rundschau* 1911).

HENIUS, *Tuberculose et Grossesse (Monatschc. f. Geb. u. Gynaek* (mars 1911).

SCHAUTA, *Tuberculose et Grossesse*, Vienne 1911.

En Italie :

MERLETTI, *Tuberculose et Grossesse*, Ferrare 1905.

GUICCIARDI (G.) *Tuberculose et Grossesse* Florence 1907.

Ces indications générales nous permettent de supprimer dans notre index bibliographique la longue énumération des travaux antérieurs à 1902 *(Congrès international d'Obstétrique Rome).*

B. — HISTORIQUE

Il est plus intéressant de montrer *les idées générales qui aux différentes époques ont dirigé le traitement de la femme enceinte atteinte de tuberculose pulmonaire :*

De la plus haute antiquité jusqu'au milieu du XIXe siècle on a vécu sur cette idée que *la grossesse avait une influence heureuse sur la bacillose pulmonaire.* Cette opinion a été défendue par Sims, Ronzière, de la Chassagne, Marc Franck, Baumès, Cullen, Lassègue, etc. Wernich, recommandait même aux jeunes femmes phtisiques le mariage, dans le but de guérir leur affection du poumon. Aussi les médecins de cette époque logiques avec eux-mêmes, *laissèrent toujours évoluer la grossesse de la femme tuberculeuse.*

En 1849, Grisolle, deux ans plus tard, Dubreuihl, reprenant les idées, émises par Mauriceau, firent une communication à l'Académie de Médecine, pour prouver, documents cliniques en mains, *l'influence néfaste de la grossesse sur la phtisie.* La grande majorité des médecins se rangèrent à leur avis. Parmi eux, il convient de citer: en France Guéneau de Mussy, Perroud, Hergott, Grancher, et à l'étranger, Lebert, Triedleben, Virchow, Brehmer, Kirschner, Bernheim, Bumm, Auvard, Van Isendyett, etc.

Or, ce fait nouveau n'eut *pas au début de conséquences thérapeutiques appréciables*, soit que l'interruption de la grossesse fût rejetée en principe par certains accoucheurs qui l'estimaient *contraire à la morale et à la loi*, soit qu'une pareille intervention fût considérée comme *inefficace ou même nuisible*. Ce dernier argument a été soutenu par *l'école française* dont le seul souci, même encore aujourd'hui, est de laisser évoluer la grossesse jusqu'à terme en la favorisant par des moyens purement médicaux.

De cette notion nouvelle, les savants *étrangers* tirèrent des conclusions thérapeutiques bien différentes :

Pasquali, Bompiani, au Congrès de la Société d'Obstétrique à Rome en 1886, présentèrent plusieurs cas d'interruption de grossesse pour tuberculose-pulmonaire. — En 1890, *William Duncan, considérant la grossesse comme une complication de la phtisie préconisa sans hésiter la lutte contre la puerpéralité en pareil cas*. Le *principe de l'interruption de la grossesse était posé*; il fut défendu dans la suite par Simpson au Congrès de Rome 1902, par Cioffi et Ascoli au Congrès de Padoue 1903, par Puncke en 1903.

L'*école allemande* se fit bientôt le champion de cette thérapeutique nouvelle, mais elle en exagéra la portée, puisque l'on vit bientôt certains gynécologues proposer pour tous les cas de grossesse associée à la tuberculose pulmonaire, non plus seulement l'avortement provoqué, mais *la stérilisation* temporaire ou définitive de la femme enceinte.

Actuellement, à l'étranger, une opinion *plus modérée* tend à prendre pas sur les autres. La puerpéralité a une action très variable sur les lésions tuberculeuses du poumon, qui elles mêmes se présentent sous les formes les plus diverses. Aussi il convient de raisonner, non pas sur des principes absolus, *mais sur chaque cas pris en particulier*, et l'on doit faire appel tantôt à une thérapeutique purement médicale et tantôt à une intervention plus énergique.

C. — QUELQUES OPINIONS CONTEMPORAINES

Pour compléter notre documentation nous avons recueilli soit par *interviews*, soit par *lettres*, l'opinion de plusieurs de nos maîtres en Obstétrique sur le sujet de notre thèse. Les réponses que nous avons reçues nous sont précieuses, car elles expriment clairement les idées qui prédominent, soit en France, soit à l'étranger (Italie, Allemagne, Autriche et Angleterre) sur la question « Tuberculose pulmonaire et Grossesse »

Cette partie peut paraître disproportionnée dans l'ensemble de notre étude ; nous n'avons pas cru devoir l'écourter pour lui laisser toute son *originalité*.

Voici les questions que nous avons posées :

1° *Quelle est l'influence de la grossesse sur la tuberculose pulmonaire?*

2° *Quelle est l'influence de la tuberculose pulmonaire sur la grossesse?*

3° *Quelle est la valeur du produit de conception?*

a) *Dans l'année qui suit la naissance?*

b) *A longue échéance, et en particulier au moment de la puberté?*

4° *Quelle est la conduite à tenir dans les cas de grossesse survenant chez une femme atteinte de tuberculose pulmonaire?*

Les réponses ont été les suivantes :

Italie.

M. Pestallozza, professeur d'Obstétrique à l'Université de Rome, admet l'influence désastreuse de la grossesse sur la tuberculose pulmonaire. « Nous avons tous vu, dit-il, des jeunes femmes qui, apparemment saines avant d'être enceintes ont succombé à la tuberculose, souvent miliaire, dans les suites de couches. »

Que la tuberculose pulmonaire soit au début ou très avancée, le fœtus peut se développer parfaitement; il échappe presque toujours à l'infection et peut même, après la naissance, rester sain si on l'éloigne du foyer d'infection familiale. Le poids de l'enfant est souvent normal, parfois même supérieur à la moyenne. L'hérédité tuberculeuse se manifeste plutôt comme une diminution de résistance à la maladie. Il ne faut *pratiquer l'avortement* que dans quelques cas :

1° Dans la tuberculose isolée du larynx, en associant à l'avortement provoqué la trachéotomie;

2° Dans la *tuberculose pulmonaire, tout à fait au début*, et par conséquent susceptible de guérison par un bon traitement : il faut exiger que la tuberculose soit *démontrée* ou par la présence de bacilles dans les crachats ou par la cuti-réaction; se régler sur la fièvre, l'augmentation ou la diminution de poids, provoquer une consultation avec un ou plusieurs confrères avant de prendre une décision, prévenir la malade que son état peut empirer pendant les suites de couches;

3° Si la tuberculose est très avancée, toute intervention est inutile comme traitement curatif; toutefois elle peut être jugée nécessaire s'il y a hémoptysies ou hémorragies viscérales répétées ou provoquées par l'état de grossesse.

Il faut condamner l'avortement pour les cas de tuberculose seulement soupçonnée.

M. le Dr E. Cova, chef de service à la Clinique obstétricale de Rome, a constaté que les cas de tuberculose et grossesse étaient rares dans cette ville.

A son avis la grossesse aggrave la tuberculose. L'enfant naît souvent à terme, bien constitué, et peut être à l'abri de l'infection bacillaire s'il est soustrait au milieu familial.

Il faut pratiquer l'avortement dans les trois premiers mois de la grossesse chez la phtisique dont les lésions pulmonaires sont susceptibles de guérison ou de longue amélioration.

Si la tuberculose ou la grossesse est avancée, seul le traitement médical est indiqué.

L'avortement se fera au moyen de tampons.

M. le Dr S. Buongiorno, assistant à la Maternité de l'Annonciade, à Naples, a vu très peu de cas de tuberculose et grossesse. Dans la statistique sanitaire qu'il publia en 1900 dans la *Rassegna d'Ostetrica et Ginecologia* il n'en signale qu'un seul cas, d'ailleurs lamentable, puisque la mère mourut après l'accouchement. En principe, M. Buongiorno est *hostile à l'interruptivn de la grossesse.*

M. G. Vicarelli, professeur de Clinique obstétricale à l'Université de Turin, résume ainsi son opinion : « *Dans tous les cas où le médecin peut apporter un soulagement ou une amélioration à l'état de la mère par une intervention, il doit agir sans hésiter, quel que soit l'âge de la grossesse* ». L'avortement dans les quatre premiers mois se pratique au moyen de laminaires; à partir de cette époque, on se servira de bougies d'Hégar.

Si l'état de la mère est grave, il faut laisser aller les événements.

M. le professeur Resinelli, de l'Université de Florence, considère que toujours la grossesse est nuisible à la tuberculose pulmonaire : elle provoque parfois une véritable catastrophe, dans d'autres cas, elle ne produit qu'une simple aggravation qui passe inaperçue si les fonctions gastro-intestinales restent intactes. Mais dans tous les cas, la grossesse diminue la résistance de l'organisme contre le bacille de Koch dont le réveil plus ou moins lointain peut être cause de grands ravages.

Par contre, la tuberculose a peu d'influence sur la grossesse : l'accouchement prématuré et l'avortement spontané sont le plus souvent dus à des complications telles que l'hémoptysie ou l'hémorragie, la bronchite persistante avec toux fréquente, la fièvre due à des associations microbiennes. Mais dans la plupart des cas, la grossesse va à terme et l'enfant pèse un poids normal à la naissance.

Négligé, l'enfant aura une faible résistance. Mais si on l'éloigne du milieu familial pour le faire élever à la campagne, il y a chance pour que ce candidat à la tuberculose ne devienne jamais tuberculeux.

Il faut interrompre la grossesse lorsque celle-ci n'a pas dépassé la première moitié de son évolution chez une femme atteinte de tuberculose pulmonaire au début. Cette règle devient absolue si la malade vit dans un milieu incompatible avec l'hygiène élémentaire, et si son poids n'augmente pas normalement pendant la gestation.

L'intervention est contre-indiquée :

a) Quand l'état de la mère est désespéré ou grave ;

b) Quand la grossesse a dépassé cinq mois, même si la tuberculose est à son début, car l'accouchement prématuré provoqué présente les mêmes inconvénients que l'accouchement à terme ; d'autre part, il n'y a plus que deux ou trois mois à attendre, le fœtus vit et est viable *ex utero*, il faut en tenir compte avant de prendre une décision.

La lésion tuberculeuse, au début, doit être un foyer en évolution et non une lésion cicatrisée ou latente qui contre-indique toute intervention, car la tuberculose guérie est compatible avec une grossesse normale.

La *stérilisation* consécutive est *a priori* un traitement *critiquable* puisqu'elle met l'accoucheur dans l'obligation d'avouer à la mère qu'elle ne pourra jamais plus avoir d'enfants. Aussi, ne faut-il employer ce traitement qu'exceptionnellement dans les cas où la *tuberculose est à la limite d'une aggravation fatale et de l'amélioration,* quand la malade est trop féconde, ainsi qu'il est fréquent de le constater chez les tuberculeuses. Avant d'intervenir, il faut obtenir le consentement de la malade. La stérilisation ne doit pas être ovarique : il faut faire une résection partielle des trompes avec ensevelissement, dans le ligament large, des bouts sectionnés. On obtient ainsi des résultats temporaires.

Si l'état de la mère est désespéré, il faut s'abstenir de toute opération sauf si la vie de l'enfant est en danger : dans ce cas et si la grossesse a dépassé huit mois, on pratiquera un accouchement prématuré. M. le professeur Resinelli possède plus de dix exemples probants, mais tous relèvent de sa clientèle privée.

M. Pinzani, professeur d'Obstétrique à l'Université de Pise, est convaincu de l'influence nuisible de la grossesse sur la tuberculose pulmonaire. Elle provoque des troubles de nutrition accentués dans les premiers mois se manifestant surtout par des phénomènes graves du côté de l'appareil digestif. La tuberculose trouve alors un excellent terrain pour se développer et s'étendre et parfois elle se transforme en granulie.

La grossesse d'une tuberculeuse arrive le plus souvent à terme.

Il est rare que l'enfant naisse porteur de bacilles de Koch, mais il présente une prédisposition évidente à la contagion et se contamine. C'est à l'âge de la puberté qu'éclate la tuberculose.

Deux conditions sont nécessaires pour provoquer l'avortement :

a) *La grossesse doit être à son début et n'avoir pas dépassé quatre mois;*

b) *La lésion tuberculeuse doit être à son stade initial.*

En dehors de ces cas, il est inutile, sinon nuisible, d'intervenir.

L'avortement étant fait, *il faut immédiatement procéder à une stérilisation temporaire* de la femme pour la mettre à l'abri, jusqu'à guérison complète, des dangers qu'entraîneraient pour elle de nouvelles grossesses nécessitant des interventions nouvelles.

M. le Dr De Blasi, assistant de M. le professeur Bossi, de Gênes, expose ainsi les idées de son maître :

La grossesse aggrave la tuberculose.

L'enfant né d'une mère tuberculeuse est indemne au sens bactériologique du mot, mais les toxines microbiennes ont pu s'accumuler dans le placenta et, de là, gagner l'organisme fœtal, pendant la vie intra-utérine. Cette intoxication semble se manifester par un retard dans le développement et un degré de débilité qui constituent une prédisposition à l'infection tuberculeuse dans les premiers mois qui suivent la naissance.

Il faut donc lutter contre la tuberculose maternelle et mettre l'enfant dès le premier jour à l'abri de toute contamination.

M. le professeur Bossi, se basant sur des observations cliniques et expérimentales, conclut que les suites de couches sont d'autant plus graves que la grossesse est avancée. *Si donc l'interruption est indiquée, elle doit se faire dans le plus bref délai.* Pour légitimer l'avortement, il s'appuie sur des raisons pathologiques et sociales : si la lésion pulmonaire s'aggrave au début de la grossesse, il faut provoquer l'avortement ; celui-ci se fera de préférence chez les femmes pauvres, c'est-à-dire incapables de lutter par l'hygiène et la bonne nourriture contre la tuberculose envahissante. En aucun cas, il ne faut interrompre la grossesse si la femme désire des enfants.

M. le professeur Maragliano, de l'Université de Gênes, qui avait traité de cette question au Congrès de Padoue (1903), l'a développée à nouveau dans une leçon clinique qu'il fit en juin 1907.

Il part des trois axiomes suivants :

La tuberculose est curable ;

La curabilité de la tuberculose est d'autant plus certaine qu'on intervient plus vite ;

La curabilité est fonction de la résistance de l'organisme.

Il montre ensuite, par toute une série de raisons, que la grossesse est une cause d'affaiblissement et prépare l'envahissement de l'organisme par la tuberculose.

En conclusion, *il propose de combattre la tuberculose par l'interruption de la grossesse : dès qu'on soupçonne une lésion tuberculeuse du poumon*, établie par un diagnostic rationnel, *on interviendra d'urgence, quelle que soit l'ancienneté de la grossesse*, car la malade est à la merci d'une poussée aiguë de tuberculose. Le succès sera d'autant plus grand que la décision aura été précoce. « Nous voulons tous lutter contre la tuberculose, s'écrie-t-il, et nous nous opposons à l'intervention, faisant ainsi obstacle à la guérison de la mère pour permettre à des porteurs et semeurs de microbes de vivre ! »

M. le professeur Merletti, de l'Université de Ferrare, nous a communiqué un mémoire dont nous extrayons les idées qu'il a exposées en 1904 au Congrès de Palerme :

a) La grossesse n'aggrave pas par elle-même la tuberculose pulmonaire. La nocivité apparente doit être mise sur le compte des troubles gastro-intestinaux, hépatiques, rénaux, qui souvent l'accompagnent. C'est au moment de l'accouchement et dans les suites de couches que se manifeste cette action ;

b) La grossesse des tuberculeuses arrive à terme dans les trois quarts des cas et se termine par un accouchement normal ;

c) Le fœtus est souvent rachitique et destiné à une mort prochaine. L'infection conceptionnelle est possible, mais rare. En éloignant l'enfant du milieu de contagion où il est né, on diminue ses chances de contamination ;

d) Les indications de l'avortement provoqué commencent au moment *où la mère est menacée d'un péril immédiat ou éloigné, si l'on a la certitude que la suppression du fœtus doive faire disparaître ce danger.* Il faut avant tout essayer la physiothérapie antibacillaire : en cas d'insuccès, on interrompra la grossesse.

L'avortement doit *être complété par une stérilisation définitive* ou temporaire de la femme par des méthodes non sanglantes.

Il faut rejeter l'accouchement prématuré provoqué qui, somme toute, n'a pas les avantages de l'avortement et présente tous les inconvénients d'un accouchement à terme. L'allaitement maternel doit être défendu.

M. le Dr Guicciardi, professeur à l'Ecole des sages-femmes de Novare, a publié en 1907 une étude sur la tuberculose et la grossesse, dont nous extrayons les réflexions suivantes :

Après l'interruption artificielle de la grossesse, on peut voir la tuberculose s'aggraver.

La question de l'hérédo-prédisposition est des plus délicates. « Quand on pense, dit-il, aux traces manifestes, indélébiles, profondes, multiformes et constantes que la syphilis laisse dans son passage de la mère au fœtus et qu'on les compare aux stigmates inconstants que l'on attribue à une entité pathologique aussi grave que la tuberculose, on hésite à conclure et de nouvelles études s'imposent pour éclairer ce grave problème de l'hérédité tuberculeuse. »

Même au sujet du traitement, il soulève la question de doute. « Est-il vrai que la grossesse ait une action néfaste sur la tuberculose ? Est-il vrai que l'enfant de mère tuberculeuse soit un produit déprécié ? Sommes-nous sûrs, en interrompant la grossesse, de faire une œuvre humanitaire digne des intentions élevées que se propose l'Obstétrique moderne ? Ne retournons-nous pas plutôt à l'empirisme moyennageux, d'autant plus dangereux qu'il supprime peut-être inutilement des existences et qu'il fournit à certaines responsabilités l'occasion de se dissimuler ? »

L'auteur n'est pas, d'ailleurs, l'ennemi systématique de

l'avortement provoqué, qui trouve ses indications dans la règle précise formulée par Pestalozza, Merletti, Rosthorn et Frænkel : *L'indication de l'avortement provoqué commence au moment où le péril maternel immédiat ou éloigné peut être évité avec certitude par l'interruption de la grossesse.* Mais ces cas sont exceptionnels.

Si nous rapprochons les idées exprimées dans ces lettres et interviews de celles qui furent défendues aux *congrès de Rome (1902), Padoue (1903)* (rapporteurs Ascoli et Zagari), *Palerme (1904)* (rapporteur Merletti), nous pouvons aisément en dégager une opinion moyenne qui peut se résumer ainsi :

La grossesse aggrave en général la tuberculose, celle-ci a peu d'influence sur la gestation. L'enfant naît indemne au sens bactériologique du mot, mais il est un prédisposé, un candidat à la tuberculose. Il peut, toutefois, être à l'abri du danger s'il est soustrait au foyer de contagion familiale.

L'avortement provoqué est indiqué tout au début de la grossesse chez les femmes dont la tuberculose pulmonaire est peu accentuée et guérissable.

En général la stérilisation est considérée comme un traitement d'exception.

L'accouchement prématuré thérapeutique ne peut donner que de mauvais résultats.

Allemagne. Autriche. Suisse.

M. le professeur Fehling de Strasbourg, considère la grossesse comme nuisible à la tuberculose pulmonaire. Celle-ci a une action insignifiante sur la gestation.

L'enfant ne naît pas tuberculeux, mais présente une hérédoprédisposition qui se manifeste souvent à la puberté.

Il *faut interrompre la grossesse quand l'état pulmonaire de la mère est aggravé*, mais il ne faut agir qu'après une consultation médicale. La *stérilisation est indiquée* pour éviter des avortements successifs trop fréquents. Elle se fait par résection des trompes ou par extirpation totale de l'utérus gravide par voie vaginale.

L'auteur cite à l'appui de ses idées 20 succès par avortements thérapeutiques, et 10 autres par la stérilisation.

M. le professeur BAYER de Strasbourg ne veut pas se prononcer sur cette question. « Il s'agit en pareil cas non seulement de la santé de la mère et de l'enfant, mais aussi de l'intérêt de la race. » Il est possible que dans cinquante ans on ait des idées claires sur ce problème; pour sa part, il préfère ne pas le résoudre.

M. le Dr LIEPMANN, privat-docent de l'Université de Berlin, considère la grossesse comme nuisible à la tuberculose avancée. Dans les cas ordinaires, cette influence néfaste n'est pas la règle, c'est même la grande exception pour la tuberculose au début. Mais il convient d'être plutôt pessimiste en présence d'une phtisique en état de grossesse; il est alors prudent d'intervenir.

La tuberculose a une action insignifiante sur la grossesse. La valeur de l'enfant dépend étroitement du milieu dans lequel il vit : soustrait aux causes de contamination familiale, il peut se développer parfaitement bien.

L'hérédo-contagion par voie placentaire est excessivement rare.

Il faut provoquer l'avortement chez les tuberculeuses multipares dont les grossesses antérieures ont déjà aggravé la tuberculose pulmonaire. Logiquement, la *sterilisation temporaire* doit être la conclusion de l'avortement.

Il faut être conservateur à l'égard des primipares et ne provoquer l'avortement que si la tuberculose s'aggrave au cours de la grossesse. Mais dans ce cas, il faut éviter de stériliser les malades, car un traitement médical (sanatorium, campagne, suralimentation) peut aboutir à la guérison et permettre une grossesse normale dans l'avenir.

Il faut intervenir dans *les trois premiers mois* de la grossesse : à quatre mois les chances de succès disparaissent; l'accouchement prématuré provoqué ne peut conduire qu'à des désastres.

M. le professeur Fraenkel de Breslau qui, en 1906, publia en collaboration avec Rosthorn une étude sur la grossesse et la tuberculose a eu l'obligeance de nous communiquer un nouveau mémoire se rapportant à cette question *(Gyn. Verh.*, II, 56, 17 août 1911).

Il pratique l'avortement dans les formes aiguës de tuberculose avec élévation thermique persistante et amaigrissement, quand le traitement médical n'a aucune action sur la marche de la maladie, quand la bacillose envahit les lobes moyens et inférieurs du poumon, quand surviennent des complications cardiaques, gastro-entériques, hépatiques ou rénales.

Il faut rejeter de la pratique l'accouchement prématuré thérapeutique.

Dans son article récent, M. le professeur Fraenkel insiste sur l'aménorrhée comme symptôme précoce de tuberculose pulmonaire. Il signale aussi les cas ou des ménorrhagies abondantes surviennent chez la tuberculeuse en état de grossesse : il faut alors faire l'*opération de Bumm*, en respectant toutefois les ovaires; cette intervention faite par un chirurgien expérimenté n'est ni sanglante ni longue, elle met la malade à l'abri de nouvelles grossesses et évite des avortements ultérieurs. Mais la stérilisation, pour être absolue, doit comporter l'ablation des ovaires. Cette opération effraye souvent le médecin praticien qui hésite à supprimer un organe sain et une jeune vie dans un but très aléatoire, aussi sa préférence va-t-elle à l'avortement provoqué. Ce fait est regrettable, car une intervention sanglante éloignerait du médecin la femme qui, sous prétexte de tuberculose pulmonaire, réclamerait simplement un avortement criminel.

M. le professeur Strassmann, de l'Université de Berlin, a eu l'obligeance de nous envoyer un mémoire dans lequel il émet quelques remarques à propos du rapport de MM. Wolff-Eisner, Dützmann et von Bardeleben sur la tuberculose et la grossesse. D'autre part, M. le Dr Mordkowitsch, son élève, nous a fait parvenir sa thèse de doctorat intitulée : *Traitement de la tuberculose pulmonaire pendant la grossesse.*

Voici quelles sont les conclusions de ces deux auteurs.

Il faut considérer le deuxième et le troisième mois de la gravidité comme le moment favorable pour l'avortement artificiel.

Si la grossesse dépasse quatre mois, l'intervention est inutile, il faut favoriser l'évolution de la grossesse jusqu'à terme et défendre l'allaitement maternel. La mère devra faire un séjour dans un sanatorium et le médecin aura le devoir de mettre en garde contre de nouvelles grossesses.

Il ne faut jamais agir par principe, mais étudier chaque cas en particulier, tenir compte de la situation sociale de la mère, de sa qualité de multi ou primipare. Si elle a déjà des enfants, il faut intervenir sans hésiter après avoir obtenu le consentement des deux époux. La vie de la mère passe avant tout surtout si elle a d'autres enfants à élever et à nourrir.

L'*hystérectomie totale* n'est indiquée que chez les multipares et pratiquée seulement lorsque la femme sait les dangers et les avantages que cette opération comporte. Il faut respecter les ovaires car, même dans ce cas, on obtient un embonpoint suffisant et les troubles sympathiques se trouvent réduits au minimum. *Cette stérilisation* ne doit être qu'une *opération occasionnelle*, quand il y a, par exemple, prolapsus ou rétroflexion de l'utérus gravide chez les femmes tuberculeuses.

Toutefois cette opération trouve ces indications :

a) Lorsque la femme tuberculeuse est trop souvent enceinte : on ne peut alors lui faire une série d'avortements ;

b) Lorsqu'une multipare a une nouvelle grossesse nettement nuisible à son état pulmonaire; il faut tenir compte de l'âge de la femme.

Et les auteurs ajoutent en conclusion *qu'ils considèrent l'avortement artificiel comme un moyen thérapeutique puissant pour combattre la tuberculose de la femme enceinte.*

M. le professeur DÜHRSSEN, de l'Université de Berlin, se croit autorisé à admettre que la grossesse aggrave toujours la tuberculose pulmonaire, surtout chez les femmes dont la situation sociale est précaire.

La fièvre élevée, au cours de la tuberculose, est une cause fréquente d'avortements et d'accouchements prématurés.

La bacillose maternelle a une mauvaise influence sur la santé de l'enfant qui est un hérédoprédisposé.

On doit interdire la grossesse à toute femme atteinte de tuberculose pulmonaire ou laryngée.

Si la tuberculose pulmonaire est grave, l'avortement est indiqué aussitôt que possible au moyen de laminaires ou de tampons intra-utérins.

On peut avoir recours *à la stérilisation* par résection des trompes. Cette opération, faite par la voie vaginale, a été pratiquée pour la première fois par M. le professeur Dührssen en 1895.

L'opérée de M. Dührssen, qui présentait de la tuberculose des sommets et une néphrite chronique est encore actuellement vivante.

Plusieurs fois, il a évacué l'utérus par césarienne cervicale et, dans la même séance *réséqué les deux trompes*. Cette opération est moins grave et moins mutilante.

La technique de cette intervention a été décrite par Dützmann au Congrès de Munich 1911 comme un procédé nouveau.

M. le professeur LANDAU estime que la grossesse a une mauvaise influence sur la tuberculose pulmonaire.

Exceptionnelle est l'infection placentaire.

La valeur de l'enfant dépend de son alimentation, du milieu dans lequel il vit, de l'hygiène dont il est entouré. *L'avortement est indiqué seulement lorsqu'on constate l'aggravation de la lésion pulmonaire.* Mais il ne faut pas oublier que, même dans les cas les plus bénins au début, la tuberculose peut recevoir un formidable coup de fouet, et se transformer en granulie au moment de l'accouchement.

M. le professeur F. SCHAUTA, de l'Université de Vienne, a eu l'obligeance de nous communiquer son mémoire sur la tuberculose et la grossesse (mars 1911).

Il démontre que la grossesse a une influence néfaste sur la tuberculose pulmonaire ; puis il prouve que le traitement purement médical est souvent inefficace. Il aborde enfin la question de l'intervention.

« Nous pensons, dit-il, qu'il faut *pratiquer l'avortement dans les cas où le diagnostic de tuberculose pulmonaire est confirmé*, puisque la grossesse aggrave la lésion pulmonaire dans les trois quarts des cas. Le moment de l'aggravation est incertain, et si cet événement se produit à la fin de la grossesse, toute thérapeutique est alors inutile. Il faut donc sacrifier de préférence la vie de l'enfant, souvent aléatoire. Le traitement de la tuberculose dans les sanatoria est le plus souvent inefficace et d'ailleurs il n'est accessible qu'à la minorité des malades. Donc, il faut intervenir, et le plus tôt possible, car l'accouchement prématuré provoqué est inutile sinon nuisible. Il est indiqué simplement lorsque la mère est dans un état désespéré, et pour sauver l'enfant.

M. le professeur Alf. GÖNNER, de Bâle, est convaincu de la mauvaise influence de la grossesse sur la tuberculose pulmonaire. L'aggravation se manifeste par de la fièvre et un amaigrissement notable. Parfois la grossesse évolue silencieusement jusqu'à l'accouchement qui est le signal d'une aggravation pulmonaire. La qualité de la grossesse est en raison, inverse de la gravité de la tuberculose.

L'enfant, à sa naissance, jouit, en apparence, d'une bonne santé, mais, dans les mois qui suivent, il tombe malade, et présente souvent soit de la méningite soit des adénopathies.

Au moment de la puberté, il devient fréquemment tuberculeux. Mais tous les enfants issus de mères tuberculeuses ne sont pas voués à ce sombre avenir. Quelques-uns restent indemnes de toute maladie.

Il faut interrompre la grossesse quand on a espoir de sauver la mère, mais l'avortement est contre-indiqué dans les cas de tuberculose pulmonaire avancée, car il faut alors prendre l'intérêt de l'enfant.

Tout récemment, en juin 1911, la question de la tuberculose et de la grossesse a été étudiée par de nombreux cliniciens au XIVe Congrès allemand de gynécologie, à Munich. La plupart des opinions exprimées sont nettement en faveur de la *stérilisation* de la femme enceinte atteinte de tuberculose pulmonaire. *L'on peut conclure que, dans les pays de langue allemande, la thérapeutique interventionniste, basée sur les mêmes principes qu'en Italie, est beaucoup plus accentuée.*

Angleterre.

Nous n'avons reçu que trois réponses :

M. le professeur Henry Russel Andrews, de l'Université de Londres, se récuse, parce qu'il n'a pas eu l'occasion d'observer un nombre suffisant de femmes tuberculeuses en état de grossesse.

M. le professeur J. Witridge Williams, de l'Université de Baltimore, considère que la grossesse aggrave la tuberculose pulmonaire. Cette aggravation est surtout manifeste au moment de l'accouchement et dans les suites de couches.

Aussi, doit-on interdire la grossesse à la femme tuberculeuse. Si cette malade devient enceinte, *il faut pratiquer l'avortement dans l'espoir que cette intervention enrayera la marche de la tuberculose.*

Si la grossesse est avancée, il faut s'abstenir de toute manœuvre, surtout dans l'intérêt de l'enfant. La mère tuberculeuse ne doit pas allaiter.

Le médecin qui provoque l'avortement doit prévenir la malade des dangers que lui ferait courir une nouvelle grossesse ; sa responsabilité dégagée, il refusera d'intervenir en cas de récidive.

M. le professeur SCHARLIEZ, de l'Université de Londres, a constaté souvent, dans l'Inde, l'influence néfaste de la grossesse sur la tuberculose pulmonaire. Plusieurs fois les femmes moururent pendant les suites de couches.

La tuberculose pulmonaire est à peu près indifférente à l'égard de la grossesse.

L'enfant, souvent chétif à la naissance, résiste moins à la tuberculose que les autres enfants : c'est un prédisposé qui parfois devient tuberculeux à l'âge de la puberté. Toutefois, entouré de soins, il peut rester indemne de toute lésion.

Toute intervention semble hâter la fin de la mère ; aussi, *rejètant l'interruption thérapeutique* de la grossesse, il n'admet l'accouchement prématuré provoqué que pour sauver l'enfant en danger.

Pays-Bas.

M. le professeur MENDÈS DE LÉON, de l'Université d'Amsterdam, a constaté dans sa longue expérience pratique que la grossesse aggravait la tuberculose pulmonaire dans 42 pour 100 des cas. Depuis une dizaine d'années, il a remarqué que le séjour dans un sanatorium diminuait la mauvaise influence de la grossesse sur la phtisie. La mortalité des enfants nés de tuberculeuses gravement malades a été de 55 pour 100. Dans les formes latentes de la maladie, le pourcentage est moins élevé, 15 pour 100 : « *Je n'ai jamais pu me résoudre, dit-il, à intervenir par un avortement, même dans les cas les plus graves :* Je termine toujours l'accouchement aussi rapidement que possible. Il est d'ailleurs fréquent de voir des filles de tuberculeuses, tuberculeuses elles-mêmes, accoucher d'enfants à terme et bien portants. »

Roumanie.

M. le professeur Draghiesco, de Bukarest, est convaincu de l'influence néfaste de la grossesse sur la tuberculose pulmonaire qui, au moment de l'accouchement et des suites de couches, dégénère souvent en granulie.

La tuberculose pulmonaire est une cause fréquente d'avortements et d'accouchements prématurés. Les nouveau-nés sont débiles et réclament des soins minutieux. Sur 900 cas observés, il n'y a jamais eu transmission directe du bacille de la mère à l'enfant. L'ophtalmoréaction, la cutiréaction, l'injection sous-cutanée de la tuberculine, l'intradermoréaction ont donné des résultats positifs dans 60 pour 100 des cas, chez la mère. Les résultats furent toujours négatifs chez les enfants examinés dans les premiers jours de leur naissance. De même, le placenta n'a jamais présenté de lésions tuberculeuses, ni de bacilles de Koch.

Pendant ses quarante années d'expérience, M. le professeur Draghiesco a souvent vu apparaître la tuberculose chez les filles de tuberculeuses, à l'époque de la puberté ou à l'occasion d'une grossesse.

Pour ces raisons, *l'interruption de la grossesse s'impose chez la phtisique.* Les résultats obtenus par l'avortement provoqué ont été satisfaisants, si l'on excepte quelques cas malheureux.

Belgique.

M. le professeur Cocq, de l'Université de Bruxelles, n'a jamais constaté un cas d'amélioration de la lésion tuberculeuse au cours de la grossesse. Plusieurs de ses malades guéries par un séjour prolongé à Davos ont fait des rechutes coïncidant avec le début de nouvelles grossesses. L'aggravation est surtout manifeste à l'approche du terme, au moment de l'accouchement et dans les suites de couches.

La grossesse, non interrompue artificiellement, évolue jusqu'à terme. L'arrêt spontané de la gestation est dû aux complications (généralisation, etc.).

Cliniquement, beaucoup d'enfants issus de tuberculeuses présentent, à leur naissance, l'apparence d'une santé parfaite. La transmission directe de la tuberculose par voie placentaire est un fait exceptionnel. Il lui paraît difficile de risquer une opinion sur l'avenir de ces enfants : sans présenter de lésions caractéristiques, ils sont peut-être porteurs de lésions histologiques qui créent en eux une prédisposition.

En conclusion, il faut concilier le plus possible les intérêts de la mère et ceux de l'enfant : en cas d'insuccès, il faut *avant tout sauver la mère*, quand on le peut. Si son état est désespéré, il faut alors prendre les intérêts de l'enfant.

En pratique, il faut distinguer plusieurs cas : *La tuberculose est curable : si la grossesse est à son début*, il faut se départir de la simple expectative, qui aboutit souvent au sacrifice de la mère au profit d'un enfant, dont l'avenir est incertain. *L'avortement thérapeutique s'impose*, pour éviter l'aggravation de la tuberculose. L'interruption a été suivie de succès dans plusieurs cas où la tuberculose s'était réveillée à l'occasion d'une grossesse. *La tuberculose est curable, mais la grossesse est avancée :* il faut attendre le moment où l'enfant aura acquis des garanties de viabilité, pour provoquer l'accouchement prématuré. Quand la tuberculose est trop *avancée*, il faut traiter médicalement la tuberculose et laisser évoluer la grossesse.

Au cas où la maladie dégénère en granulie, il faut provoquer l'accouchement pour prévenir l'infection intra-utérine du fœtus. De même, il faut faire l'extraction rapide de l'enfant si la mère est à l'agonie et si elle succombe, la césarienne *post mortem* est indiquée pour sauver l'enfant.

France.

M. le Dr Pinard, professeur de Clinique obstétricale à la Faculté de Médecine de Paris, déclare que son opinion *n'a pas varié* depuis ses dernières publications sur « les indications de l'avortement provoqué ». Or, c'est lui qui, au Congrès de Rome 1902, prit la parole au nom de l'Ecole française pour formuler le principe suivant : « *Il n'y a pas d'indication d'avortement ou d'accouchement prématuré au cours de la tuberculose pulmonaire.* » Et l'on peut lire dans la thèse de son élève Monnier (Paris, 1908), que « la grossesse ne favorise nullement l'éclosion de la tuberculose et son évolution ».

Les idées de M. le Dr Bar, professeur de clinique obstétricale à la Faculté de médecine de Paris, se trouvent exprimées dans un rapport qu'il fit récemment à la Société obstétricale de France (5-7 octobre 1911).

Rappelant les travaux de Schmorl et de ses élèves sur la fréquence de la tuberculose placentaire, il constate, avec ces auteurs, que souvent l'aggravation de la tuberculose se produit dans les trois derniers mois de la grossesse; plus souvent encore elle se manifeste dans les suites de couches. Recherchant les causes de cette aggravation, le professeur Bar émet deux hypothèses : 1° Il se produit au moment de l'accouchement et dans les suites de couches une *diminution des anticorps*, donc une moindre résistance de l'organisme à la tuberculose ;

2° Se basant sur ce fait que, quatre fois sur douze cas, le

placenta présentait des lésions tuberculeuses, il se demande s'il n'y a pas lieu de considérer le *placenta comme un abcès tuberculeux* qui brassé par les contractions de la fin de la grossesse et de l'accouchement, libère et jette dans la circulation les colonies bacillaires immobilisées dans les blocs fibrineux intervilleux.

On ne saurait encore répondre à ces questions, mais leur étude est d'un intérêt passionnant, par les conséquences thérapeutiques qui peuvent en dériver.

Il faut s'abstenir de toute opinion trop absolue, *il reconnaît les mérites et du traitement médical et de l'intervention précoce*. Mais pour ne point commettre d'erreur, il faudrait distinguer, dès le début de la grossesse, les cas favorables de ceux qui ne le seront pas.

Malheureusement il n'y a pas de procédé assurant une certitude de pronostic et il propose, sans être absolument affirmatif, la réaction à la tuberculine : négative, elle deviendrait une indication d'interruption immédiate de la grossesse.

Quant à l'intervention, elle dépend étroitement de la cause d'aggravation : si la tuberculose placentaire est fréquente et comparable à un abcès tuberculeux qui dissémine les germes, aussi bien dans les manœuvres d'avortement que par les contractions de la fin de la grossesse et de l'accouchement, il faut faire une hystérectomie.

Si l'aggravation est due, au contraire, à l'inhibition des anticorps, l'avortement est indiqué, jusqu'au jour où l'on saura réveiller l'activité des anticorps chez les femmes en état puerpéral.

M. le Dr DELASSUS, chef de service à la Maternité Sainte-Anne, à Lille, considère l'action de la grossesse comme néfaste au cours de la tuberculose pulmonaire. L'aggravation est particulièrement marquée à partir de la période de travail.

Aussi est-il porté à faire un pronostic sombre chez les tuberculeuses gravidiques.

M. le professeur Oui, de la Faculté de médecine de Lille, ne croit pas que la grossesse ait une action très mauvaise sur la tuberculose, surtout dans les cas peu accentués. Au contraire, la laryngite tuberculeuse s'associant à la grossesse comporte un pronostic excessivement grave.

Au moment de l'accouchement, il y a aggravation des lésions pulmonaires et élévation thermique dans la moitié des cas. Mais ces phénomènes sont de courte durée.

L'accouchement se produit en général à terme.

A la consultation des nourrissons, seuls les enfants nés de mères tuberculeuses *gravement malades*, sont chétifs et difficiles à élever. Les autres se développent aussi bien que les enfants normaux et pourtant la plupart sont soumis à l'allaitement artificiel.

M. Oui *ne s'est jamais posé cliniquement la question de l'interruption de la grossesse :* car il s'est toujours trouvé en présence soit d'une tuberculose avancée et par conséquent incurable, soit d'une lésion latente ou stationnaire et, dans ce dernier cas, la mère n'avait rien à gagner d'un avortement et l'enfant tout à perdre.

M. le Dr Guérin-Velmale, professeur à l'Ecole de médecine de Marseille, résume ainsi son opinion : Dans la majorité des cas, la tuberculose reçoit un coup de fouet dans les trois premiers mois de la gestation, puis tout se calme, la malade paraît même s'améliorer quand arrivent les suites de couches. C'est le signal d'une aggravation qui s'accentue si la mère allaite son enfant. Ces poussées de début et de la fin sont plus caractérisées chez les primipares que chez les multipares.

Le grossesse provoque souvent la mort de la phtisique très avancée. L'issue fatale se produit dans la période des suites de couches. Mais il y a une grande variété de cas et la résistance personnelle joue un grand rôle.

L'enfant né d'une tuberculeuse meurt rarement de tuberculose dans les jours qui suivent sa naissance. Parfois il se développe parfaitement bien jusqu'à l'âge de deux ou trois ans, puis à l'occasion d'une maladie quelconque (gastro-entérite), il meurt de méningite tuberculeuse. Souvent il jouit d'une excellente santé.

Il faut toujours laisser évoluer la grossesse des tuberculeuses.

« Quand une femme vient me consulter, dit-il, pour réclamer l'avortement libérateur, elle a déjà subi l'aggravation de début de la grossesse, elle va entrer dans la période de calme, elle n'a plus qu'à redouter le post-partum. Aussi je m'abstiens de toute intervention. » Cette règle est absolue pour les tuberculeuses au début et ce sont les seules chez lesquelles on pourrait tenter l'avortement. Dans les autres cas, il faut respecter le produit de conception qui représente une valeur plus réelle que celle de la génératrice.

M. le Dr Fabre, professeur de clinique obstétricale à l'Université de Lyon, résume ainsi son opinion :

La grossesse aggrave toujours la tuberculose. Si tous les auteurs n'ont pas eu cette notion, c'est que l'excitation organique de la grossesse masque parfois les signes d'une tuberculose envahissante. L'aggravation demande à être recherchée. L'influence de l'accouchement est encore plus marquée que celle de la grossesse. La tuberculose est une contre-indication absolue de l'allaitement.

Dans les formes localisées et surtout fibreuses, la grossesse va à terme le plus souvent. Dans les formes graves, l'interruption spontanée de la grossesse se produit dans la moitié des cas.

Il admet l'hérédité de terrain et non l'hérédité de la graine. La tuberculose congénitale est rare, mais existe.

Le traitement sera celui de la tuberculose

L'indication d'interrompre la grossesse (avortement artificiel) *est exceptionnelle et difficile à préciser.* — M. le professeur Fabre ne croit pas que l'on doive interrompre la grossesse chez toutes les tuberculeuses, car l'interruption de la grossesse n'empêche pas la tuberculose d'évoluer.

Le seul cas où l'on pourrait discuter l'avortement thérapeutique serait le cas de tuberculose fibreuse grave.

L'accouchement prématuré est une indication d'urgence dans les accidents asphyxiques et dans la méningite tuberculeuse.

Si la femme est mourante, on pratiquera l'accouchement forcé par dilatation bimanuelle du col ou bien la césarienne *post mortem*.

Pendant l'accouchement, il est indiqué de pratiquer une application de forceps dès que le col est dilaté pour éviter les efforts de la période d'expulsion.

M. le Dr COMMANDEUR, professeur agrégé et chef de service de la Maternité à la Charité, considère l'association « grossesse et tuberculose » comme une coïncidence absolument malheureuse. Dans la thèse de son élève Maguelte (Lyon, 1908), il formule les conclusions suivantes :

La grossesse est bien supportée dans la moitié des cas.

Dans une proportion élevée l'accouchement aggrave indiscutablement la marche de la maladie (43/50). Dans la majorité des cas, surtout dans les formes aiguës, cette aggravation se manifeste le lendemain du travail.

L'intervention, basée sur les seules indications de la tuberculose pulmonaire, est illogique et doit être rejetée d'une façon pour ainsi dire systématique; il accentue encore sa pensée en concluant : « L'avortement provoqué est illogique et doit être réservé pour des cas exceptionnels ».

M. le Dr Commandeur est donc partisan de la thérapeutique française. Toutefois, *il admet théoriquement la possibilité d'intervenir dans les cas de grossesse et tuberculose pulmonaire tout au début de leur évolution.* Mais si jamais il consent à provoquer l'avortement en pareil cas, il prévient tout aussitôt la malade qu'il y a danger pour elle à supporter une nouvelle grossesse et il décline toute responsabilité si cet événement survient. Considérant, en effet, l'avortement provoqué, quel qu'il soit, comme un acte criminel, il consentirait, à l'extrême rigueur, à le commettre en faveur d'une femme qui ignore sa tuberculose et les dangers que la grossesse lui fait courir. Mais une fois avertie, cette malade doit assumer toute la responsabilité de ses actes à l'avenir. Dès lors, l'accoucheur a le droit absolu de refuser une intervention que sa conscience réprouve.

Ces considérations morales lui feraient même préférer la stérilisation à l'avortement, car la première opération est de tout autre nature et bien moins grave, puisqu'elle n'aboutit pas à la suppression d'un être vivant.

Ces idées sur la thérapeutique interventionniste sont d'ailleurs toutes théoriques et n'ont jamais été réalisées par M. Commandeur qui n'a posé qu'une fois l'indication d'avortement, dans un cas où tuberculose et vomissements graves coexistaient.

M. le Dr Plauchu, accoucheur des Hôpitaux de Lyon, estime que le plus souvent, la grossesse, et surtout l'accouchement et les suites de couches aggravent la tuberculose pulmonaire. La tuberculose elle-même n'a, sur la grossesse, une influence néfaste que dans les formes graves (cavitaires, granuliques ou laryngées).

Les enfants nés de tuberculeuses ont de très grandes chances de se développer normalement, bien que, pour les prématurés au moins, ils présentent une plus forte mortalité secondaire et semblent se ressentir de leur hérédité. S'ils sont entourés des soins que comporte leur état (éloignement maternel et familial, allaitement si possible au sein à la campagne, séjour des enfants pauvres dans des nourriceries modèles (comme la Nourricerie Rémond), la mortalité de ces nourrissons ne dépasse guère 8 à 10 pour 100.

En pratique, il adopte en général la thérapeutique française. Cependant il admet la légitimité de l'avortement chez les malades dont la tuberculose et la grossesse se trouvent tout à fait au début, à condition que ces femmes puissent suivre un traitement consécutif dans les meilleures conditions (sanatorium, cure au bord de la mer, moyens thérapeutiques qui peuvent permettre d'espérer le succès). Faire avorter une femme tuberculeuse qui ne serait pas dans ces conditions, c'est s'exposer le plus souvent à un insuccès ultérieur, car cette malade, au lieu de prendre repos et bonne alimentation, retournera à son travail, se surmènera et sera placée d'ordinaire dans des conditions d'hygiène plus ou moins déplorables. Ces indications pourraient être plus largement envisagées, s'il y avait en France la multiplicité des moyens d'assistance médicale qui existent à l'étranger.

Ces indications de l'avortement chez les tuberculeuses ne pourront et ne devront être qu'excessivement restreintes, car il est très rare d'être appelé à observer en même temps la tuberculose au début et la grossesse au début. Il faut, d'autre part, un temps assez long pour savoir si la tuberculose est influencée en mal par la grossesse, cette influence néfaste se manifestant surtout dans les derniers mois. Enfin on ne peut faire avorter une femme que lorsque la lésion tuberculeuse, bien qu'à son début, est *nettement affirmable* par l'examen clinique. Or, à ce moment-là, souvent les lésions réelles sont beaucoup plus étendues qu'on ne le pense, et il est très difficile de pouvoir affirmer des chances ultérieures de curabilité, chances qui seules peuvent légitimer la thérapeutique abortive.

En résumé, la question de l'avortement chez les tuberculeuses ne doit être envisagée qu'avec les plus extrêmes réserves, car il ne faut pas oublier qu'elle implique le sacrifice d'un être vivant, sacrifice qui est toujours considéré de par le code comme un acte criminel et qui soulèvera toujours des discussions très légitimes sur le terrain moral.

M. le Dr Gonnet, accoucheur des Hôpitaux de Lyon, considère que la grossesse a une action néfaste sur la tuberculose pulmonaire. L'accouchement et les suites de couches sont des périodes d'aggravation fréquente.

En principe, il adopte les idées françaises, et il laisse

évoluer la grossesse des femmes tuberculeuses. Toutefois, il admet à la rigueur *l'avortement provoqué pour les cas où tuberculose et grossesse sont tout au début de leur évolution* (tuberculose du premier degré et grossesse âgée de moins de trois mois), mais jamais il n'interviendra plus dans les conditions où il a pratiqué l'interruption de la grossesse chez deux de ses malades dont nous résumons plus loin l'histoire; car cette thérapeutique active ne peut donner que des insuccès quand la grossesse a dépassé trois mois chez une bacillaire dont les lésions pulmonaires sont déjà graves.

En résumé, la grande majorité des accoucheurs français, se conformant au principe formulé par Pinard, *sont des abstentionnistes absolus.*

Nous avons enfin recueilli, à propos d'une tuberculeuse justiciable de l'avortement provoqué, l'opinion de M. le professeur Paviot, médecin des Hôpitaux de Lyon, et cet avis est d'autant plus précieux qu'il est basé uniquement sur ses observations cliniques extériorisées de toute théorie:

La grossesse, dit-il, est une cause d'aggravation constante et souvent fatale de la tuberculose pulmonaire. Si l'on se reporte aux antécédents des tuberculeuses qui viennent échouer à l'hôpital, beaucoup font remonter leur affection à une grossesse ou *aux suites de couches.* Si l'on interroge un tuberculeux sur ses antécédents héréditaires, on apprend que sa mère est morte de suites de couches *cinq à six mois après un accouchement*, et c'est encore de tuberculose.

Quant à l'enfant, il ne sera qu'une moindre valeur sociale dans la majorité des cas; s'il échappe à la mort dans les premières années qui suivent la naissance, on le retrouve, lorsqu'il a de quinze à vingt-cinq ans, à l'hôpital, où il est entré pour tuberculose.

Aussi, *en présence d'une tuberculeuse qui a eu la rare*

chance de guérir et qu'une grossesse menace d'un grand danger, il ne faut pas hésiter à intervenir avant que cette grossesse ait commis ses méfaits.

Cette règle de conduite s'applique surtout aux malades de la classe hospitalière ; elle est peut-être moins rigoureuse pour les malades de la classe aisée qui, par leur situation sociale, se trouvent mieux armées contre la tuberculose : d'abord parce qu'elles peuvent suivre un traitement plus rigoureux, ensuite parce que leurs enfants subiront beaucoup moins la tare héréditaire, car des soins appropriés atténueront les mauvaises qualités de leur terrain et les mettront à l'abri de la contamination qui les menace.

M. le professeur Paviot a également remarqué que les enfants de tuberculeuses se trouvent à l'abri de la contamination lorsque leur mère meurt très prématurément.

CHAPITRE II

Avant de poser définitivement et de discuter le problème qui nous intéresse, nous croyons utile de consacrer quelques pages à une étude rapide *des éléments principaux* sur lesquels sont basées les méthodes thérapeutiques proposées pour lutter contre la tuberculose pulmonaire au cours de la grossesse.

A. — INFLUENCE DE LA GROSSESSE SUR LA TUBERCULOSE PULMONAIRE

Nous nous trouvons en présence de plusieurs opinions :

a) Les anciens sont des optimistes : ils estiment tous que la *grossesse est indifférente sinon favorable à la tuberculose pulmonaire*. Buckhardt et Wernich lui attribuent même une action curative. De nos jours Mercier, Kania admettent que la grossesse atténue les effets de la prédisposition tuberculeuse.

b) Pour Mauriceau, Louis, Gaulard, etc., la grossesse *aggrave la tuberculose pulmonaire*. Les auteurs étrangers modernes abondent dans ce sens : Heimann, dans une statistique générale, montre que cette action nocive se produit dans 73,4 pour 100 et provoque la mort dans 45 cas sur 100. La grossesse a été l'occasion d'un réveil de la tuberculose dans

68 pour 100 des cas (Fellner-Chauta). Pradella, s'appuyant sur 1.035 observations, affirme avoir constaté une aggravation dans 80 cas sur 100. Hermann et Hartl en ont fait la preuve expérimentale sur des cobayes.

c) Certains auteurs adoptent *une opinion mixte : la puerpéralité a une action d'arrêt à l'une de ses périodes* (début, milieu de la grossesse), *et une influence accélératrice aux autres* (accouchement, suites de couches, lactation) (Gendrin, Pidoux, Peter, etc.).

d) Les éclectiques constatent simplement que, *suivant le degré des lésions et la résistance des sujets, la tuberculose reste stationnaire ou s'améliore ou s'aggrave au cours de la grossesse* (Dubois P., Héraud, Cornil, etc.).

La clinique donne raison à cette dernière opinion ; mais, dans la majorité des cas, les événements se passent ainsi :

Tolérance relative ou légère poussée au début, accalmie au milieu de la grossesse.

Aggravation à la fin de la gestation.

Véritable coup de fouet au moment de l'accouchement et surtout pendant les suites de couches (Magnette).

L'allaitement entretient et favorise cette aggravation.

Théoriquement d'ailleurs, la *grossesse* par les modifications profondes qu'elle apporte dans la circulation et la nutrition de l'organisme en *affaiblit la résistance.* « Le sang, dit Bonnaire, se trouve dans des conditions de chloroanémie, tous ses éléments sont diminués, sauf l'eau et les leucocytes. Du côté de l'urine, même raréfaction des substances solubles et extractives ; la perte des phosphates est très accusée, il se produit une espèce de cachexie par déminéralisation au profit de l'organisme fœtal (Ferrier). La grossesse avec ses troubles sympathiques et ses complications (albuminurie, vomissements, diarrhée, amaigrissement) doit être considérée comme une véritable maladie de neuf mois qui facilite singulièrement la contagion tuberculeuse, et favorise l'aggravation d'une lésion existante.

En réalité, la résistance de l'organisme est toujours diminuée (Resinelli), mais certaines conditions masquent ou exagèrent cette action néfaste : la situation sociale, l'état moral, les tares héréditaires ou acquises, les degrés et la forme de la tuberculose, les infections associées, le passé obstétrical, la grossesse elle-même qui peut évoluer sans violence ou s'accompagner de manifestations sympathiques graves (troubles gastro-intestinaux, hépatiques ou rénaux) constituent des sources continuelles d'intoxication.

Aussi, il est difficile d'établir, pour chaque cas particulier, le pronostic de la tuberculose. *C'est pour cette raison qu'il faut être pessimiste même dans les cas les plus favorables* (Marigliano, Schauta).

De ces considérations, il faut retenir les deux faits suivants :

a) *L'aggravation fréquente de la tuberculose pulmonaire pendant la grossesse et surtout au moment de l'accouchement et dans les suites de couches.*

b) *La difficulté d'établir un pronostic de la lésion tuberculeuse, au début de la grossesse.*

B. — INFLUENCE DE LA TUBERCULOSE PULMONAIRE SUR LA GROSSESSE

Sur cette question, les opinions sont moins divergentes.

Pour la plupart des cliniciens :

L'avortement spontané est rare.

L'accouchement prématuré est très fréquent, presque de règle dans les cas graves.

Dans les formes bénignes ou moyennes, l'accouchement se produit à terme (Ascoli, Merletti, Freund, etc.).

L'interruption spontanée de la grossesse est due surtout aux complications de la maladie (hémoptysie, toux fréquente et spasmodique, infections secondaires, élévation thermique, etc.).

A sa naissance, l'enfant a un poids souvent inférieur à la moyenne (Charrin), rarement supérieur, parfois normal.

En résumé, la tuberculose pulmonaire n'entrave pas sensiblement la marche de la grossesse.

C. — VALEUR DU PRODUIT DE CONCEPTION

Quand la tuberculose pulmonaire évolue normalement l'enfant arrive à terme. Quel est le sort qui lui est destiné ?

Pour résoudre ce problème, il faut connaître l'état de santé de l'enfant à sa naissance, les dangers qui le menacent dans l'avenir.

1° Valeur du produit de conception à la naissance. A priori, elle est fonction de l'influence héréditaire

La contagion conceptionnelle par le sperme qui a infecté l'ovule au moment de la fécondation doit être tellement rare qu'elle ne peut entrer en ligne de compte dans la discussion du problème.

Trois opinions restent en présence :

a) L'enfant de la tuberculeuse n'hérite, à aucun degré, des tares de la mère, et par conséquent doit être considéré comme normal et sain à sa naissance. *Il naît sain, absolument indemne, non tuberculeux, non tuberculisable* (LEQUEUX).

Pour défendre cette thèse, on a invoqué le rôle d'arrêt du placenta pour les microbes et les toxines, l'extrême rareté des lésions tuberculeuses, au niveau du placenta et dans les organes du fœtus, le poids normal de l'enfant à sa naissance, l'absence de tout stigmate de tuberculose, le parfait développement ultérieur.

Comby a pu dire que l'hérédité du terrain n'existe pas plus que l'hérédité de graine. L'enfant devient tuberculeux parce qu'il se contamine directement en vivant dans le milieu familial. Mais si on l'éloigne immédiatement de ce milieu infecté, comme le conseille M. le professeur Weill, il se développe aussi bien que tout autre.

Cette opinion qui *nie toute hérédité* a aussi rencontré de nombreux adversaires qui lui ont opposé soit la théorie de l'hérédocontagion, soit la doctrine de la prédisposition.

b) L'*Hérédocontagion* est défendue surtout à l'étranger : l'infection se fait par voie sanguine à travers le placenta par l'intermédiaire des leucocytes ou de l'épithélium de la villosité choriale.

Cette opinion prétend s'appuyer sur des preuves cliniques et expérimentales. De nombreux auteurs ont signalé des cas de tuberculose fœtale constatés à l'autopsie (Armani, Schmorl,, Birch, Hirschfeld, Sabouraud, Londe, Bar et Renon, Ausset).

Von Schmorl aurait trouvé la tuberculose placentaire dans 45 pour 100 des cas. Bar dans 4 cas sur 12. Wertheim, Nowak, Raigel, Paukow considèrent comme très fréquente l'infection tuberculeuse du placenta. Schlimpert a constaté la présence de bacilles de Koch dans cet organe dès le début de la grossesse. Rielander et Mayer, après recherches histologiques, affirment que la tuberculose envahit d'abord la membrane déciduale; peu à peu, le placenta est attaqué dans sa profondeur, et l'infection gagne le fœtus.

Piéry, en 1911, se basant sur des données cliniques, n'hésite pas à admettre l'hérédité de graine, et rejette l'hérédité de prédisposition. Pour lui, les stigmates signalés chez les enfants issus des tuberculeuses sont ceux d'une tuberculose latente ou atténuée.

Landouzy et Martin, et, depuis eux, nombre de savants ont réalisé la preuve *expérimentale* de ce passage sans obtenir toutefois de lésions bacillaires.

Beaucoup inclinent à penser que des procédés de laboratoire plus sensibles révéleront la fréquence de la tuberculose placentaire.

c) Certains adversaires de cette théorie, sans nier

l'influence de l'hérédité, refusent de lui reconnaître une action si directe. Ils appuient leur opinion sur l'anatomie pathologique, la clinique et enfin la biologie : le nouveau-né, en effet, ne réagit ni à la tuberculine (Hutinel) ni au sérodiagnostic tuberculeux (Andirodias et Buard) ni à l'ophtalmoréaction (Plauchu, Lesieur), ni à la cutiréaction (sauf dans la statistique de Salge).

Mais si l'enfant ne naît pas tuberculeux au sens bactériologique du mot, il est un prédisposé. *L'hérédo-prédisposition* est la transmission par le générateur non plus d'une infection bacillaire mais d'un état organique spécial qui rend le nouveau-né sensible aux maladies contagieuses.

En clinique, cette déchéance ne se manifeste pas comme dans la syphilis par des stigmates indélébiles et constants. Toutefois, l'enfant né d'une phtisique présente souvent un poids inférieur à la moyenne, un développement tardif et lent (Charrin), des déformations osseuses qui sont des signes de débilité (Alberto Bendela de Pariente).

Cette opinion n'est pas à l'abri de toute critique. Récemment encore, Landouzy, dans une communication à l'Académie de Médecine, montrait que si on ne trouve pas de bacilles de Koch chez la plupart des cobayes nés de mères bacillaires, le virus de ces premiers descendants injecté à d'autres animaux leur inocule la tuberculose.

Toutefois, la théorie de l'hérédo-prédisposition satisfait l'esprit dans la grande majorité des cas cliniques et elle est adoptée par la plupart des auteurs.

2° L'avenir des enfants nés de mères tuberculeuses.

Cet avenir représente la preuve la plus décisive en faveur de la prédisposition héréditaire.

M. le Dr Plauchu, modérant l'optimisme qu'il avait exprimé en 1907 à l'égard des nourrissons prématurés nés de tuberculeuses (Plauchu-Gardère), a montré récemment (1911) que ces enfants, placés dans les mêmes conditions que les autres prématurés, ont un avenir immédiat beaucoup plus sombre. Pendant leur croissance, ils sont fréquemment sujets à des accidents pathologiques portant surtout sur l'appareil pulmonaire. (Observations de la Nourricerie Rémond).

D'autre part, abandonnés à la vie courante, ces enfants meurent dans une proportion effrayante. Dans la statistique d'Ascoli, 55 pour 100 sont morts dans la première enfance, dont 33 pour 100 de méningite bacillaire. Un grand nombre de survivants deviennent tuberculeux.

Dans la statistique d'Hambürger, sur 51 enfants de phtisiques, 23 sont morts.

Dans la statistique de Miller et Woodraff (New-York), sur 150 enfants de tuberculeuses, 76 ont présenté des lésions bacillaires, soit 51 pour 100.

Medovikov signale une recrudescence de mortalité au moment de la puberté. Pissavy croit que la tuberculose des parents quadruple les chances de tuberculose des descendants.

Enfin, M. le professeur agrégé Voron, dans la thèse de Vittoz (Lyon, 1911), a démontré que la survie de ces enfants est précaire puisque, sur 46 cas observés et suivis pendant quelques années, la mortalité s'est élevée à 68 pour 100.

En conclusion, la valeur de l'enfant issu d'une mère atteinte de tuberculose pulmonaire est relative : elle dépend de beaucoup de circonstances :

Cet enfant, le plus souvent indemne de tout bacille à sa naissance, se trouve toutefois dans un état de moindre résistance qui le prédispose sans le vouer fatalement à la tuberculose. Eloigné du milieu de contagion familiale dès la première heure, soustrait à l'allaitement maternel, élevé à la campagne, au biberon ou de préférence au sein, entouré de soins constants, il se développera normalement, ainsi que le prouvent les statistiques de la Nourricerie Rémond (Plauchu-Gardère). Mais il est impossible actuellement de réaliser ces mesures d'hygiène dans tous les cas, puisque les œuvres d'assistance de l'enfance sont encore l'exception. Ainsi, nous voyons que fatalement la plupart de ces prédisposés sont voués à la tuberculose, par incurie maternelle et imprévoyance sociale. *Aussi, l'argument tiré de la valeur de cet enfant n'a pas, à notre avis, une importance aussi grande qu'on lui accorde en France, surtout lorsqu'il s'agit de discuter la légitimité de l'interruption de la grossesse chez la tuberculeuse, au moins dans le milieu hospitalier.*

***

Nous devrions terminer cette étude par un exposé sur le *pronostic de la tuberculose pulmonaire en général.* C'est une question en effet dont l'importance est capitale dans ce débat, car, s'il était démontré que la tuberculose pulmonaire, même à son début, comporte un pronostic fatal à brève échéance, le problème de l'avortement thérapeutique pour tuberculose pulmonaire ne devrait même pas se poser.

Mais, tout en nous défendant d'émettre une opinion personnelle sur le délicat problème de la curabilité de la tuberculose pulmonaire, nous pouvons admettre, sans craindre d'être contredit, que les améliorations de longue durée sont fréquentes : les faits cliniques légitiment donc *toute thérapeutique qui a pour but de supprimer, au cours de la tuberculose pulmonaire, une cause d'aggravation certaine.*

CHAPITRE III

LES DEUX GRANDES MÉTHODES THÉRAPEUTIQUES REMARQUES ET CRITIQUES

A la lumière des documents que nous venons d'exposer nous pouvons aborder dans de bonnes conditions le problème que nous nous sommes proposé d'étudier : *Nous nous plaçons devant le fait accompli : la femme enceinte présente des lésions tuberculeuses du poumon. Quelle doit être la conduite du médecin ?*

Nous limitons à dessein notre sujet, ne voulant pas discuter ici le droit que peut avoir une femme tuberculeuse à la maternité.

A. — MÉTHODE ABSTENTIONNISTE OU MÉTHODE FRANÇAISE

1° Exposé :

Son principe est *de laisser évoluer la grossesse quel que soient son âge et le degré des lésions pulmonaires.* « Nous ne devons jamais, dit Rudux, discuter la question de l'évacuation utérine, tout au moins dans l'intérêt de la femme ; et cette réserve est faite parce que l'on peut être amené à provoquer l'accouchement dans les derniers mois de la grossesse si l'état désespéré de la mère met la vie de l'enfant en danger. »

En agissant ainsi, les accoucheurs obéissent à une *idée* et poursuivent un *but*.

L'*idée*, c'est qu'ils considèrent la *malade comme condamnée à une mort prochaine quand ses lésions pulmonaires s'aggravent sous l'influence d'une grossesse :* si l'on intervient alors par un avortement ou un accouchement prématuré provoqué, on ne peut faire qu'une thérapeutique *inutile sinon nuisible* à l'égard de la mère, et l'on tue l'enfant.

Le but est de sauver à tout prix l'enfant. « Nous nous efforçons, dit M. Bonnaire, d'amener le fœtus le plus près possible du terme de la grossesse. Nous lui donnons de la viabilité. »

Tous les traités classiques préconisent cette ligne de conduite. « La question de la provocation de l'accouchement, agitée par Stehberger et Leopold, me semble résolue d'avance, dit M. Charpentier ; c'est seulement dans des cas exceptionnels qu'on doit penser à provoquer l'accouchement. » Tarnier et Budin, M. le professeur Pinard, MM. Ribemont, Dessaignes et Lepage, dans leurs traités, abondent dans ce sens. Le professeur Bouchard et le professeur Teissier, au Congrès de la Tuberculose, en 1905, conseillent de laisser évoluer la grossesse. « Cette femme, dit Bouchard, est vouée à une mort très probable et très prochaine. Cet enfant sera peut-être un débile mais il n'est pas plus qu'un autre voué à la tuberculose, il l'est peut-être moins. Le tuer par un avortement provoqué me paraît criminel. »

La plupart des précis ne signalent même pas la thérapeutique interventionniste.

Fritsch et Bokelmann sont les rares Allemands qui aient adopté les idées françaises sur ce point.

2° Critiques et Remarques.

Notre intention n'est pas d'attaquer à fond cette méthode qui nous paraît malheureusement logique et raisonnable dans la majorité des cas. Nous voulons simplement, en nous appuyant sur des observations cliniques, montrer que cette thérapeutique ne doit pas être *exclusive* et qu'elle *doit céder le pas, en certaines circonstances, à une action plus énergique.*

Les observations qui suivent, recueillies en partie dans des thèses hostiles à nos idées, nous ont parues assez typiques pour illustrer nos remarques.

Observation I

(Observation XI de la thèse de Mercier, Paris, 1894 (résumée.)

L. M.., entre le 12 octobre 1892 salle Chomel.

Pas d'antécédents tuberculeux.

Une fausse couche due à du surmenage.

Trois grossesses normales dans la suite ; les enfants sont vivants, le dernier a deux ans et demi.

Pour la cinquième fois, la malade est enceinte en février 1892.

Un mois avant sa grossesse, elle commence à maigrir, perd l'appétit et ses forces.

Deux mois et demi après le début de sa grossesse, hémoptysie qui se reproduit mensuellement.

La *grossesse elle-même est pénible* (vomissements fréquents).

Dès le début, cette malade fait un séjour de deux mois à l'Hôtel-Dieu, où elle est traitée uniquement pour tuberculose pulmonaire.

A son entrée dans le service de la Maternité, les lésions pulmonaires sont très avancées (hydropneumothorax à droite).

Les jours qui précèdent l'accouchement sont lamentables (dyspnée, toux, hémoptysies répétées).

20 novembre 1892. — Elle accouche d'un enfant de 3.100 grammes qui maigrit et meurt dix jours après; l'inoculation de ses organes au cobaye est positive (Loude).

La mère, dont l'état s'aggrave, meurt trois mois et demi après l'accouchement.

Dans cette observation, nous attirons l'attention sur les points suivants :

1° La malade était mère de plusieurs enfants en bas âge;

2° La tuberculose pulmonaire, peu accentuée au début de la grossesse, s'aggrava dès ce moment; elle fut alors constatée par des médecins qui négligèrent la grossesse;

3° La malade se présenta à la Maternité quand le mal avait déjà fait son œuvre.

Résultats. — *Mort de la mère et mort de l'enfant.*

Observation II

(Observation XX de la thèse de Favre Thomas, élève de M. Bonnaire, Paris, 1905 (résumée.)

C. F..., vingt-quatre ans, entre à la Maternité le 15 mai 1904.

Pas d'antécédents suspects.

Elle a eu deux enfants : l'un est mort de méningite; le deuxième de bronchopneumonie.

Au troisième mois de sa grossesse actuelle (D. R., 8 octobre 1903), *elle tousse, maigrit, a des hémoptysies.*

Pour ces troubles, elle fait un séjour à l'hôpital du 17 janvier au 1er février. Elle est alors examinée par des médecins qui laissent évoluer la grossesse. Les signes pulmonaires qu'elle présente sont peu accentués : matité des deux sommets, surtout en arrière ; disparition du murmure vésiculaire ; souffle aux deux temps.

A son entrée à la Maternité, elle a une grossesse de six mois et quart. Elle accouche presque aussitôt d'un prématuré qui meurt le 1er août.

L'état pulmonaire de la mère s'aggrave manifestement (gargouillement, souffle amphorique). Elle meurt dans un service de médecine le 4 juin.

M. Favre Thomas remarque que la grossesse, pendant six mois, a évolué normalement ; qu'au début la tuberculose pulmonaire était peu accentuée et, qu'enfin, l'avortement spontané n'a pas enrayé la marche des lésions.

A notre tour, nous objecterons qu'il ne s'agit pas là d'un avortement, mais d'un accouchement prématuré aussi nuisible que l'accouchement à terme.

Nous signalerons aussi ce fait que cette malade a été examinée au début de sa tuberculose par des médecins qui n'ont pas discuté un seul instant la question de l'interruption de la grossesse.

Résultats. — *Mort de l'enfant, mort de la mère.*

Aussi M. Favre Thomas ajoute que, pour ce cas, on aurait pu discuter, à la rigueur, la question de l'avortement provoqué.

Observation III

Observation XII de la thèse de Magnette, Lyon, 1908 (résumée.)

X..., vingt-neuf ans, entre à la Maternité de l'Hôtel-Dieu le 31 décembre 1900.

En 1890, elle tousse ; elle est traitée comme une nerveuse.

En 1896, grossesse normale ; l'enfant vit et est en bonne santé. Bientôt après, nouvelle grossesse *normale*. L'enfant meurt à trois mois de convulsions.

En juillet 1900, elle devient enceinte.

Dès le début de sa grossesse, elle maigrit, perd l'appétit, a quelques vomissements et des sueurs nocturnes.

Cinq mois après seulement elle se présente à la Maternité de l'Hôtel-Dieu. Les lésions pulmonaires, considérablement aggravées (signes cavitaires), font pressentir une fin prochaine.

7 janvier 1901. — Expulsion de deux fœtus de cinq mois.

15 janvier 1901. — Mort de la mère.

Ici encore la malade était mère d'un enfant en bas âge. La tuberculose se manifesta dans les premiers mois de la grossesse, dont l'influence fut néfaste dès le début.

La malade se présente trop tard à la Maternité.

Résultats. — *Mort des fœtus, mort de la mère.*

Observation IV

(Observation due à l'obligeance du Dr Armantaire-Courjon.)

M. X... Pas d'antécédents tuberculeux.

Mariée en septembre 1908, elle devient enceinte en *octobre* de la même année. *Dès le mois de janvier, elle se plaint de fatigues, de malaise général; elle attribue cette faiblesse à des varices.*

En mars 1909, on lui constate des signes de tuberculose pulmonaire très nets. Elle fait alors un séjour de deux mois dans le Midi.

Accouchement en juin 1909; aggravation de la tuberculose. L'enfant est sain en apparence; il est séparé immédiatement de la mère et placé en nourrice dans un village voisin, où le père et la grand'mère le surveillent étroitement. La malade, soignée à la campagne, a des alternatives d'aggravation et d'amélioration. Elle passe l'hiver de 1909-1910 dans le Midi, mais son état ne fait qu'empirer. Revenue à la campagne en mai 1910, elle meurt au mois d'août (quatorze mois après son accouchement).

Au mois de septembre, le père revient en ville, reprend son enfant qui a une santé florissante. En janvier 1911, brusquement cet enfant meurt de méningite tuberculeuse.

En résumé, la mère est devenue tuberculeuse dans les premiers mois de sa grossesse, son état s'est singulièrement aggravé au moment de l'accouchement.

Résultats. — *Mort de la mère; un an plus tard, mort de l'enfant, et tous deux de tuberculose.*

Observation V

(Observation due à l'obligeance de M. le professeur agrégé Patel.)

M... X... Antécédents bacillaires assez nets. Elle jouit toutefois d'une bonne santé jusqu'à son mariage, qui a lieu en juin 1910. Elle devient enceinte en août; mais, *dès le début de sa grossesse, elle tousse, maigrit, perd l'appétit et ses forces* : elle est considérée comme une tuberculeuse et est envoyée à la campagne par les médecins. La grossesse elle-même est pénible.

Mai 1911. — Elle accouche d'un enfant à terme, vivant et bien portant. A ce moment, elle présente une fièvre élevée avec état général grave. On songe à une infection par rétention placentaire, on lui fait un curetage de l'utérus, mais la fièvre persiste et, finalement, on fait le diagnostic de poussée aiguë de tuberculose pulmonaire. *Actuellement, la malade est à l'agonie.*

Dans ce cas, nous croyons que l'interruption de la grossesse, tout à son début, aurait évité la catastrophe finale. Or, cette thérapeutique n'a pas même été discutée à une époque où la malade, chargée d'antécédents bacillaires, présentait une tuberculose au début constatée par des médecins dans les deux premiers mois d'une grossesse mal supportée et pénible.

Signalons encore l'*observation XIV de la thèse de Maguel : Tuberculose pulmonaire constatée au troisième mois* de la grossesse. Etat général satisfaisant. *Accouchement prématuré* à sept mois et demi. L'enfant pèse 1.650 grammes seulement. *Mort de la mère* vingt jours après l'accouchement. A l'autopsie, tuberculose pulmonaire et péritonéale.

Nous ne voulons pas multiplier ces exemples, qui ne sont pas des exceptions en clinique. Nous signalerons encore un *argument qui prend ici toute sa valeur :* Si on a la curiosité d'interroger les femmes tuberculeuses qui viennent mourir à l'hôpital, *beaucoup font débuter les premiers symptômes de leur maladie à une période de grossesse ou de suites de couches.* Tous ces faits cliniques sont suffisants pour justifier les remarques qui suivent :

Chez toutes ces malades, la tuberculose apparaît ou se révèle au début de la grossesse. On constate simplement le fait, on institue un traitement médical; tout semble aller pour le mieux jusqu'à l'accouchement. Cet événement est alors le signal d'une aggravation manifeste qui s'accentue dans les suites de couches et aboutit très rapidement à une véritable catastrophe dont la plus haute expression est la mort de la mère et de l'enfant. Or, il paraît évident que, sans leur grossesse, toutes ces malades n'auraient pas été aggravées aussi brusquement, et leurs lésions pulmonaires auraient pu s'améliorer et même se cicatriser : mais la grossesse survint, entraînant avec elle le désastre. *N'est-il pas permis de penser que l'avortement provoqué tout au début aurait été salutaire pour la mère?* Cette thérapeutique est très défendable en pareil cas.

a) D'abord, bien *réglé, l'avortement provoqué n'est ni dangereux ni sanglant ;* par conséquent, il ne peut être comparé à l'accouchement où la patiente est surmenée, aux suites de couches qui accentuent encore l'épuisement. Dans les observations étrangères et les nôtres, jamais l'interruption précoce de la grossesse n'a donné un coup de fouet à la tuberculose, même dans les cas malheureux. Quant à l'infection consécutive, elle doit et peut être évitée.

b) Chez ces malades pour lesquelles la grossesse a été manifestement un danger dès le début, l'avortement provoqué avant le troisième mois aurait eu chance d'être efficace, *car à cette époque l'état général était résistant*, et l'organisme n'avait pas encore subi cette influence nocive qui, à l'approche du terme, diminue le pouvoir antitoxique du sérum sanguin (Merletti), affaiblit et même fait disparaître la puissance des anticorps (Bar et Devraignes), provoque cliniquement une aggravation brutale de la maladie.

c) L'avortement provoqué ne peut aboutir au succès que s'il est complété par un traitement antibacillaire rigoureux. Aussi, le médecin s'engage-t-il, par le fait même qu'il interrompt la grossesse, à surveiller sa malade; *son influence sera souvent salutaire* sur les femmes de la classe ouvrière qui, abandonnées à la vie courante (comme toute femme après ses couches) aurait grande chance de voir péricliter sa santé.

d) D'autre part, la thérapeutique française ordonne à la tuberculeuse en état de grossesse bonne alimentation, bon air, repos. Or si ces conseils peuvent être observés dans la classe aisée, ils deviennent *irréalisables dans la classe pauvre*, où sévit plus lourdement la tuberculose, car dans toute Maternité, la réception des femmes enceintes ne se fait que quelques jours avant la date présumée de l'accouchement ; il n'y a pas de sanatorium ou de maison de santé où de semblables malades puissent faire un séjour de cinq à six mois avant leurs couches ; l'hôpital ne les accepte que si leurs lésions sont déjà graves, et alors ces femmes ; en état de privation continuelle, de surmenage, de dépression morale, sont plus que toute autre destinées à devenir victimes de la tuberculose. Dans ces cas l'avortement pratiqué tout au début d'une tuberculose curable, supprimerait cette longue période de dépression et de fatigue et faciliterait à la femme l'accès des maisons de convalescence hospitalières et même des sanatoria (Hauteville).

e) Si l'on se place au point de vue de *l'enfant*, est-on sûr que, la mère morte ou très gravemont malade, ce petit être souvent débile, privé de l'allaitement maternel, *sera entouré de soins que réclame son état de santé ?* Il y a, sans doute, quelques nourriceries modèles pour prématurés et pour débiles, mais ces institutions sont encore l'exception. Reste alors l'allaitement au biberon ou par une nourrice à la campagne. Mais l'enfant, éloigné de sa famille, confié à une mercenaire, élevé souvent sans soins ni surveillance, ne peut avoir qu'un sombre avenir.

f) Nous apportons enfin, à l'appui de ces remarques, *le témoignage des cliniciens étrangers* (Allemagne, Italie, Angleterre, Suisse) qui tous signalent des cas d'amélioration et de guérison par l'interruption de la grossesse. *Cette méthode n'est plus discutée par eux que dans ses indications et non dans ses résultats qu'ils considèrent comme excellents. En France, au contraire, elle n'a pour ainsi dire jamais été mise en pratique; actuellement aucun accoucheur n'en fait l'expérience, et tous la considèrent comme mauvaise sur la foi des auteurs.* Cette raison explique la difficulté que nous avons eue à recueillir des observations lyonnaises, et l'impossibilité d'en obtenir d'absolument probantes. Car à la Maternité de l'Hôtel-Dieu, malgré notre désir et notre persévérance, nous n'avons vu qu'un très petit nombre de tuberculeuses au début de leur grossesse. Beaucoup, nous le répétons, s'égarent dans des services de médecine générale ou le médecin les soigne uniquement pour leur lésion pulmonaire, à l'exemple des accoucheurs.

Nous pourrions encore invoquer contre cette thérapeutique systématiquement conservatrice *l'argument de la race* dont la descendance serait menacée par la survie des enfants nés de tuberculeuses, comme tendent à le prouver les expériences de Landouzy et de plusieurs savants étrangers. Mais la théorie de l'hérédocontagion est encore trop discutée pour que nous la fassions entrer en ligne de compte dans notre argumentation.

Très accessoirement nous signalons aussi ce fait que la plupart des femmes dont nous venons de décrire l'histoire avaient des enfants en bas âge, à nourrir et à élever. Ne serait-ce que par cette fonction, leur valeur était autrement plus importante que celle d'un être aléatoire, débile et destiné peut-être à devenir tuberculeux.

Ces considérations nous permettent de conclure qu'*il ne faut pas toujours sacrifier la mère à l'enfant : Il est des cas où l'interruption de la grossesse faite dans de bonnes conditions supprime une cause d'aggravation certaine pour la lésion pulmonaire. Celle-ci, si elle est à son début et curable, doit s'améliorer et même se cicatriser, au même titre qu'une tuberculose du même degré, en dehors de tout état de grossesse.*

B. — MÉTHODE INTERVENTIONNISTE

Proposée déjà au Congrès de Rome (1886) par Pasquali, Bompiani, elle a été défendue en 1890, à Londres, par William Duncan. Elle est aujourd'hui acceptée dans ses principes par les accoucheurs étrangers.

Deux idées directrices conduisent à cette thérapeutique: 1° *En obstétrique, il faut avant tout sauvegarder les intérêts de la mère, surtout lorsque l'avenir de l'enfant est incertain;*

2° *La grossesse est une cause certaine d'aggravation pour la tuberculose pulmonaire.* — a) *Elle doit donc être supprimée;*

b) *De plus, il faut en éviter le retour par la stérilisation de la femme.*

Interruption de la grossesse.

1° Exposé.

Certains cliniciens ont appliqué dans toute leur rigueur ces lois générales et c'est ainsi que Hermann, Marigliano, Ploos, Vicarelli, Hamburger, Chauta, etc., *admettent sans restrictions l'interruption de la grossesse en pareil cas.*

Mais la grande majorité des accoucheurs étrangers ont basé leur ligne de conduite sur certaines règles qui constituent *les indications de l'interruption de la grossesse au cours de la tuberculose pulmonaire.*

Ces individualistes, comme les appelle Chauta, s'accordent à reconnaître les *trois principes suivants :*

a) *Il faut intervenir au début de la grossesse, dans les trois premiers mois ;*

b) *La malade doit présenter une forme de tuberculose susceptible de s'améliorer et de guérir ;*

c) *L'accouchement prématuré doit être considéré comme un traitement d'exception pour sauver non pas la mère mais l'enfant dans les cas désespérés.*

A cet avis se rangent Strassmann, Bumm, Reich, Shalkowski, Martin, Jaschke, Asch, Krauss, Woïta, Kaminer, Mordkowitsch, Ascoli, Zagari, Turban, Hammerschlag, Heniüs, Frigyesi et Kiraliff, Hellendall, etc.

Certains auteurs, constatant qu'on ne peut faire le pronostic certain de la tuberculose pulmonaire au cours de la grossesse, ont essayé de *préciser davantage les indications de l'avortement provoqué.*

1° Les uns insistent sur *l'état général,* et principalement sur *le poids.*

Ascoli et Zagari conseillent d'intervenir quand le poids de la mère, pendant la gestation, augmente normalement ou devient supérieur à la normale : Une diminution de poids rend inutile toute intervention.

Rosthorn s'abstient de toute intervention dans les cas chroniques (avec ou sans bacilles dans les crachats), quand l'état général est bon et la nutrition satisfaisante.

2° *La température* est également un bon élément de pronostic. Il faut intervenir dans les formes aiguës avec élévation thermique persistante (Neu, Rosthorn, Dützmann, Hanz Woïta, Frænkel, Henius).

3° *La lésion pulmonaire* elle-même a une grande importance. Il faut intervenir : lorsque la tuberculose apparaît ou s'aggrave dès le début de la grossesse (Merletti, Kaminer, Reiche, Bossi, Hammerschlag, Frigyesi et, Kiraliff, Hellendall, etc.); de même lorque le processus tuberculeux envahit les lobes moyens et inférieurs du poumon (Rosthorn, Frænkel) et dans les cas où les lésions sont *parenchymateuses* (Woïta); enfin dans les lésions *du* 1er *et du* 2e degré *seulement* (Bumm, Frigyesi et Kiraliff et d'ailleurs la plupart des auteurs).

4° *Les hémoptysies* et les hémorragies viscérales abondantes et répétées sont des indications d'avortement (Pestalozza, Bollenhagen, Pfannenstiel, etc.).

5° *Les complications* cardiaques gastroentériques hépatiques ou rénales, peuvent également rendre nécessaire l'intervention (Merletti).

6° *La propagation de la tuberculose au larynx* (avis unanime).

7° Bossi, Henius, Krönig, etc., invoquent des *raisons d'ordre social* en faveur de l'avortement : « Il faut le pratiquer de préférence chez les femmes pauvres, c'est-à-dire incapables de lutter par l'hygiène et la bonne nourriture contre la tuberculose envahissante. »

8° Liepmann, Mordkowitsch, considèrent l'avortement comme nécessaire chez *les multipares dont les grossesses antérieures ont aggravé la tuberculose pulmonaire.*

9° On a fait appel aussi aux *réactions biologiques* pour éclairer le pronostic :

Sippel attire l'attention sur *la formule leucocytaire du sang et l'indice opsonique :* quand il y a diminution du pouvoir phagocytaire et de l'indice opsonique, il y a rupture d'équilibre entre les moyens de défense de l'organisme et les agresseurs, en faveur de ces derniers ; il faut alors intervenir.

Martin considère les résultats positifs de l'*ophtalmoréaction* chez les tuberculeuses gravides comme un bon signe de défense de l'organisme. Dans ces cas, la grossesse doit être bien supportée, et il ne faut pas intervenir. Quand la réaction est négative, l'avortement est indiqué, car la grossesse aura une mauvaise influence sur la lésion tuberculeuse. Il est vrai que l'auteur lui-même ne donne pas cette réaction comme un signe de certitude et Kaminer l'estime trop nouvelle pour être jugée.

Dans le même ordre d'idées, Bar et Devraigne considèrent l'*épreuve à la tuberculine (procédé d'Arneth)* comme un excellent moyen de pronostic. Des recherches de ces auteurs, il semble résulter que chez toute femme, au début de la grossesse, une réaction violente à la tuberculine, même avec des lésions pulmonaires en évolution, comporte un pronostic relativement bon. Au contraire, une réaction négative coïncidant avec des lésions même légères, entraîne avec elle le pronostic le plus grave et, dans ce cas, il y a une indication pressante d'intervention.

D'ailleurs, l'*école de M. Bar est la seule qui admette actuellement en France l'interruption précoce de la grossesse dans certains cas.* M. Lequeux considère en effet l'avortement artificiel comme indiqué :

1° Lorsqu'on se trouve en présence d'une femme non tarée ayant une tuberculose ouverte, cavitaire et localisée, qui évolue vers la diffusion ou la généralisation au début de la grossesse ;

2° Lorsque la femme atteinte de tuberculose pulmonaire est une tarée, on a alors avantage à intervenir dans la première moitié de la grossesse.

Parmi les contre-indications formulées par les auteurs étrangers, deux méritent d'être signalées :

La latence et la cicatrisation de la lésion tuberculeuse (Pestalozza, Strassmann) ;

Le désir formel de la femme d'avoir des enfants (Bossi).

De cet exposé, il résulte que, revenant à une sage modération, les accoucheurs étrangers ont limité à un certain nombre de cas les indications de l'interruption de la grossesse.

2° Remarques et Critiques.

Les partisans de l'intervention systématique s'appuient sur les arguments suivants :

1° Il est *impossible de faire le pronostic de la lésion tuberculeuse dans chaque cas particulier.* Ne pas agir, en présence de cette incertitude, c'est *exposer la malade à un désastre* qui peut être évitable si l'on fait avorter cette phtisique au début de sa grossesse ;

2° Et ils ajoutent : L'intérêt de l'enfant ne doit pas être une cause d'hésitation, car *sa valeur ne peut être qu'inférieure*.

Ces raisons sont loin de nous convaincre, car il n'est pas démontré que l'enfant soit quantité négligeable, et, d'autre part, nombre de grossesses chez les tuberculeuses arrivent à terme sans accidents ni pour la mère ni pour l'enfant. Agir ainsi systématiquement, c'est se conduire en aveugle, et la médecine exige au contraire de la précision et de la clarté dans son action.

Moins audacieux, la majorité des médecins étrangers limitent les indications de l'avortement à un certain nombre de cas. C'est alors sur la *valeur même de leur thérapeutique* qu'on les attaque.

1° S'appuyant aussi sur l'*incertitude du pronostic*, on trouve *illogique d'interrompre la grossesse sur de simples présomptions*, car il ne faut pas oublier que l'avortement est un acte grave au point de vue moral et on ne doit le provoquer qu'au cas où la mère court un danger certain.

Nous répondrons que certains indices sont suffisants pour motiver une telle décision (grossesse mal supportée dès son début, ayant une influence néfaste dès les premiers mois sur une lésion tuberculeuse récente, discrète et curable.

Ces signes sont parfois infidèles, *mais il vaut mieux, dans les cas qui paraissent justiciables de la thérapeutique interventionniste, supprimer le danger plutôt que de s'exposer à assister impuissant à ses ravages.*

2° On a dit aussi que, pour se conformer aux indications idéales, il fallait intervenir seulement dans les cas où *grossesse et tuberculose sont à l'état de soupçon*. Or, agir sur des diagnostics aussi incertains, c'est s'exposer à des *erreurs* très graves dans leurs conséquences.

Nous ferons remarquer que l'intervention est précoce à deux mois et demi, trois mois. Or, à cette époque, le diagnostic de grossesse repose sur des signes de probabilité qui confinent à la certitude. D'autre part, l'accoucheur ne doit prendre de décision qu'après avoir demandé l'*avis d'un médecin* compétent sur l'état de la lésion pulmonaire, et il n'interviendra que si la tuberculose est certaine et se manifeste par des signes physiques, fonctionnels ou généraux.

3° Une troisième critique porte sur les *résultats de l'avortement provoqué*.

Les uns prétendent que cette intervention donne *un coup de fouet* à la tuberculose au même titre que l'accouchement normal.

Or, cliniquement, une femme supporte mieux un avortement provoqué qu'un accouchement ; l'avortement *bien réglé* est en effet une opération sans danger : l'hémorragie consécutive est peu considérable; les fatigues de la période de travail n'existent pas. Nous ajouterons que les avortements artificiels n'ont jamais été le signal de brusques aggravations dans l'état pulmonaire des malades opérées par M. le professeur agrégé Voron. D'autre part, dans les observations que nous publions (sauf dans celle de M. Commandeur), on ne constate pas de « *coup de fouet* » après l'avortement. Enfin, nous signalons les excellents résultats obtenus à l'étranger par cette thérapeutique.

4° Une autre objection porte sur *le principe même de l'avortement*. L'avortement artificiel est toujours un acte criminel et ne peut être légitimé qu'au cas où la grossesse fait courir un danger certain à la mère. Or, la phtisique n'est pas fatalement en péril parce qu'elle devient enceinte ; l'accoucheur a donc le droit de lui refuser l'avortement.

A cette critique, nous répondrons que le médecin doit examiner consciencieusement sa malade, recueillir l'avis d'un confrère, et si dès lors *il est convaincu et de l'action néfaste de la grossesse sur la lésion tuberculeuse et de l'efficacité possible de son intervention, il peut sans hésiter pratiquer l'avortement, ainsi qu'il agirait pour des crises d'éclampsie ou pour des vomissements incoercibles.*

5° Se plaçant au point de vue *moral*, on a dit que, dans les cas extrêmement favorables, on peut à la rigueur provoquer l'avortement chez les tuberculeuses parce qu'elles ignorent leur situation et les dangers qu'elle comporte ; mais, une fois averties, ces malades prennent la responsabilité entière de leurs actes : si elles deviennent à nouveau enceintes, l'accoucheur a le droit de leur refuser impitoyablement une intervention que sa conscience réprouve.

Dans le domaine de la morale pure, ce raisonnement est excessivement juste, mais le médecin doit se mettre à la portée des malades qu'il traite ; le plus souvent, il s'agit de jeunes femmes dont la conscience au-dessous de la moyenne est incapable d'apprécier la conduite du médecin ; elles redeviendront enceintes bien souvent en dehors de leur volonté ; ce ne seront pas elles qui seront les plus coupables. Le médecin a-t-il alors le droit de les sacrifier froidement au nom de principes rigides quand, une première fois, il les aura sauvées en les faisant avorter ? *Nous ne le croyons pas. S'il pense sauver sa malade par l'interruption de la grossesse, il doit intervenir après s'être entouré de mille précautions pour être à l'abri de toute erreur.*

6° Le médecin peut en effet *être induit en erreur par la mauvaise foi de sa cliente ;* et c'est pour cela que l'on considère comme *dangereux au point de vue social*, de comprendre la tuberculose pulmonaire dans les indications de l'interruption artificielle de la grossesse. C'est donner à des femmes sans conscience la possibilité de tromper le médecin et d'obtenir de lui un avortement libérateur qui devient un véritable acte criminel.

Mais cette erreur ne peut se produire si le médecin agit avec une *conscience rigoureuse* et prend les garanties nécessaires, s'il *provoque une consultation avec un ou plusieurs collègues*, s'il dresse procès-verbal de la décision prise, après l'avoir longuement discutée ; il se met ainsi à l'abri de toute surprise.

D'ailleurs, si cette thérapeutique doit favoriser quelques actes criminels, *sa valeur réelle ne peut en être amoindrie*, car le médecin convaincu de l'efficacité de ce traitement ne peut sacrifier des malades dignes d'intérêt pour quelques cas malheureux. De plus, pour combattre l'avortement criminel il ne faut pas s'attaquer à ces points de détail, mais plutôt *lutter par des mesures générales contre cette pratique déplorable qui n'a rien de commun avec l'avortement thérapeutique et qui fait annuellement des milliers de victimes à Lyon* (Lacassagne).

C. — STÉRILISATION

1° Exposé.

L'avortement provoqué permet aux malades qui *guérissent* de supporter fort bien, quelques années après, une nouvelle grossesse et de satisfaire ainsi leur désir légitime de maternité. Il n'en est pas de même de la stérilisation que beaucoup d'auteurs étrangers considèrent comme *la conclusion nécessaire*, et même le *temps principal de la thérapeutique interventionniste.*

L'idée directrice, c'est que *l'accoucheur doit achever son œuvre en supprimant définitivement la fonction de maternité, qui est la source de dangers constants pour la femme tuberculeuse.*

Bumm, l'un des plus ardents défenseurs de cette pratique, la propose en ces termes : « On se fait trop souvent illusion sur les effets de l'avortement artificiel dans les cas de tuberculose pulmonaire, et, malgré les bons résultats obtenus, il vaut mieux, si la femme est trop fertile, lui enlever les ovaires et l'utérus, s'il est gravide. Désormais à l'abri du danger, la femme acquerra un embonpoint qui augmentera sa force de résistance. »

Voici les *indications générales* de cette intervention :

1° *La femme doit être âgée, multipare, et ne pas désirer avoir de nouveaux enfants ;*

2° *Elle ne doit pas être enceinte de plus de quatre mois;*

3° *Elle doit présenter des lésions pulmonaires en évolution, mais susceptibles de rétrocéder après l'interruption de la grossesse.*

La stérilisation n'est indiquée chez la primipare que dans les formes très sévères.

Les moyens proposés pour la stérilisation sont : les uns sanglants et définitifs, les autres temporaires.

a) *Stérilisation définitive.* — L'école de Bumm préconise *l'extirpation totale de l'utérus et de ses annexes* (Martin). Cette intervention favorise l'apparition de l'embonpoint. Jaschke et Rosthorn adoptent ce traitement pour les formes graves. Krausse considère que seule l'ablation des ovaires assure une stérilisation certaine.

Strassmann et Mord Kodwitsch font une *hystérectomie simple*, Bardeleben et Fraenkel, une *hystérectomie subtotale*. Ces auteurs respectent les ovaires pour soustraire leurs opérées aux troubles de la ménopause prématurée.

b) *Stérilisation temporaire.* — D'autres accoucheurs préfèrent des opérations moins traumatiques et moins sanglantes, et ils préconisent, *soit la ligature, soit la section des trompes* (Dützmann, Jaschke, Rosthorn, Neu, Mayer, Resinelli, Pinzani, Liepmann, etc.). Chauta conseille d'évacuer l'utérus par colpotomie antérieure et de sectionner les trompes dans la même séance.

La stérilisation que l'on obtient n'est pas théoriquement définitive, car si la malade guérit, on peut, soit reconstituer la trompe, soit implanter l'ovaire dans la paroi de l'utérus : une grossesse est alors possible, mais elle ne s'est pas encore réalisée dans ces conditions.

On peut encore obtenir une stérilisation temporaire par la méthode de Sellheim ou par la méthode de Bucara (implantation extra-péritonéale des ovaires). Mais il est douteux que l'ovaire puisse fonctionner à nouveau quand il a été extériorisé de son milieu normal pendant une longue période. Ces deux dernières opérations sont d'ailleurs graves, car elles exigent l'ouverture de la cavité péritonéale.

Gauss, de Fribourg-en-Brisgau, considère les *rayons Rœntgen* comme un excellent agent de stérilisation temporaire, et il signale, au Congrès de Munich 1911, neuf cas où cette méthode obtint plein succès.

Beaucoup d'accoucheurs préfèrent la stérilisation temporaire parce qu'elle engage moins leur responsabilité pour l'avenir. Mais la stérilisation par castration totale a d'ardents défenseurs qui lui attribuent des *propriétés thérapeutiques de premier ordre*. Pour Martin, les indications de cette opération relèvent moins des caractères de multiparité et de fertilité des femmes que de ses heureux effets sur l'état général (*embonpoint*). Raisonner ainsi, c'est envisager la possibilité de castrer les femmes tuberculeuses, même en dehors de tout état de grossesse, dans le but de guérir leur tuberculose.

Cette opération a d'ailleurs été tentée sur des animaux tuberculeux et aurait donné de très bons résultats. Toutefois cette thérapeutique nous paraît très audacieuse.

2° Remarques et Critiques.

Que l'on fasse une castration totale, une hystérectomie simple, une section ou une ligature des trompes, on supprime chez la malade la fonction de maternité ; si l'on extirpe les ovaires, on provoque en plus l'apparition d'un embonpoint qui augmente la force de résistance de la tuberculeuse.

Deux écoles adoptent cette thérapeutique.

Les uns pratiquent *systématiquement la stérilisation*, après avoir provoqué l'avortement : ayant posé l'indication d'interruption de la grossesse, ils estiment en effet que pour être logiques, ils doivent en empêcher le retour par une *cure radicale de la maternité.*

Les autres, envisageant l'avenir de leurs malades, entrevoient la possibilité pour elles, quand elles seront guéries, d'une nouvelle grossesse capable d'évoluer jusqu'à terme non sans incidents : *ils réduisent donc les indications de la stérilisation aux cas où la tuberculeuse* déjà âgée trop féconde et mère de plusieurs enfants est à la limite d'une aggravation fatale et de l'amélioration.

Pour les autres cas, le médecin, après avoir fait avorter sa malade doit lui exprimer en termes très sévères les dangers auxquels l'expose une nouvelle grossesse pendant quelques années au moins. Cet avertissement a chance d'être écouté si la femme et ses proches sont intelligents et animés de quelque sentiment moral. En tout cas, le médecin aura mis sa responsabilité à couvert pour le présent et pour l'avenir.

Sans avoir la moindre expérience clinique sur ce

point, nous accordons nos préférences à la thérapeutique prudente de ces derniers cliniciens, car si nous croyons que dans certains cas la stérilisation se trouve légitimée, nous la considérons malgré tout comme une *thérapeutique d'exception* que l'accoucheur doit manier avec prudence.

Notre intention n'est pas d'ailleurs de la critiquer à fond; *nous lui contesterons simplement son action sur les forces de résistance de l'organisme*. Car c'est une erreur de considérer l'embonpoint de la tuberculeuse comme un excellent signe d'amélioration (Kaminer). Nombre de bacillaires grasses ont un état général déplorable (Strumpell).

Bandelier et Roepke, faisant le procès de la suralimentation insistent sur ce fait que tuberculose et embonpoint ne sont point association clinique rare. Or très souvent dans ces cas, il existe des troubles respiratoires (dyspnée), de la transpiration une faiblesse générale, un fléchissement du cœur qui assombrissent singulièrement le pronostic.

Nous concluons donc en disant que *la stérilisation peut être légitimée par ce fait qu'elle soustrait définitivement la malade aux dangers de la grossesse, et qu'elle évite aussi à l'accoucheur la cruelle nécessité de provoquer des avortements à répétitions*. Cette opération doit être maniée avec prudence et elle ne doit se faire qu'après autorisation écrite de la femme et de son mari (Neu).

Tout récemment, M. le professeur Bar a proposé l'*hystérectomie* dans un tout autre but. Ayant eu l'occasion de constater plusieurs cas de *tuberculose-placen-*

laire, il émet l'hypothèse que *cette lésion* peut fort bien être la *cause des désordres qui surviennent chez la tuberculeuse au moment de l'accouchement*. Les contractions utérines, brassant le placenta, libèrent et jettent dans la circulation les colonies bacillaires, et cette dissémination donne un sérieux coup de fouet à la tuberculose. Il faut donc *extirper cet abcès bacillaire* avant ce moment critique ; *l'hystérectomie est alors un procédé de choix*.

Cette conception n'est pas encore appuyée sur des preuves définitives. Elle aboutit en somme à la stérilisation par des moyens détournés. Elle nous paraît encore intéressante parce qu'elle remet en cause toute la question de l'hérédité.

CHAPITRE IV

DOCUMENTS CLINIQUES

A. — QUELQUES OBSERVATIONS ÉTRANGÈRES

Nous les empruntons à M. le Dr DAVID MORDKOWITSCH, élève du professeur Strassmann, de Berlin, et à M. TÉCON, médecin à Leysins.

OBSERVATION VI

(Observation de la thèse de Mordkowitsch.)

A..., vingt-cinq ans, deuxième grossesse.

Se marie à vingt ans. Première grossesse normale, l'enfant est nourri par la mère et devient tuberculeux à l'âge de sept ans.

En 1899, elle commence à tousser pendant la saison d'hiver; elle a des points de côté et éprouve une fatigue générale, a des transpirations pendant la nuit; expectoration mucopurulente.

Elle aurait maigri, depuis sa première grossesse, de 7 kg. 500.

Avril 1902. — *Elle devient enceinte, maigrit, a des sueurs nocturnes, s'affaiblit, tousse, est oppressée. Ces signes sont suffisants pour interrompre la grossesse à deux mois.*

Après l'avortement, les forces reviennent, la toux diminue, la transpiration disparaît, ainsi que l'oppression. En six mois, la malade augmente de 12 livres.

Suivie pendant sept ans, elle s'est toujours bien portée, n'a plus présenté de troubles pulmonaires.

En 1908, son poids était de 128 livres.

Avril 1909. — *Troisième grossesse.* Dans les premiers mois, la malade perd un peu l'appétit et éprouve quelques douleurs thoraciques. Comme les lésions anciennes ne se réveillent pas, on laisse évoluer la grossesse qui aboutit à un accouchement normal, avec enfant sain. L'enfant, nourri par une mercenaire, est toujours en bonne santé.

Mais à partir de l'accouchement; l'état général de la mère s'altère considérablement et on assiste au retour de la toux, de la transpiration, de l'oppression. A ces symptômes, s'est ajoutée la fièvre.

La malade, incapable de travailler, fait des démarches pour entrer dans un hospice.

Observation VII

(Observation due à M. Strassmann et Mordkowitsch.)

M... B..., trente-trois ans, étant enfant, a eu des bronchites répétées et suspectes. Père mort de tuberculose pulmonaire. La mère serait bacillaire. Une sœur morte de tuberculose intestinale; un frère mort de tuberculose pulmonaire.

Avec l'âge, elle s'est fortifiée. En 1892, elle se marie et devient bientôt enceinte. Elle tousse à nouveau et a des points thoraciques. Elle maigrit beaucoup, toutefois sa grossesse évolue normalement; on extrait l'enfant par forceps, hémorragie considérable.

Les suites de couches l'affaiblissent encore. L'enfant, nourri par une mercenaire, meurt un an plus tard de tuberculose intestinale.

En 1895, deuxième grossesse. Les premiers mois sont pénibles, l'enfant est extrait par forceps. Il n'est pas nourri par la mère; il présente une adénopathie marquée.

Six mois après le dernier accouchement, nouvelle grossesse. L'enfant est en bonne santé. La mère se porte bien.

Quinze mois après, nouvelle grossesse, mais l'état de santé de la mère s'aggrave : *Apparition de transpiration nocturne et de toux.* Toutefois, la grossesse n'est pas interrompue. L'enfant, nourri par la mère, s'enrhume facilement.

En 1901, cinquième grossesse mal supportée; pendant les suites de couches *elle maigrit et tousse beaucoup;* elle s'alite. L'enfant, nourri artificiellement, est débile.

En 1903, sixième grossesse coïncidant avec *un affaiblissement général extrême : toux fréquente, expectoration abondante. Un mois et demi après le début de la grossesse, on provoque l'avortement.* Immédiatement après, les forces reviennent, elle ne tousse plus, sa santé se rétablit.

En 1904, septième grossesse. *Les symptômes de tuberculose pulmonaire avec affaiblissement général réapparaissent. Interruption de la grossesse au deuxième mois.* Quinze jours après, amélioration sensible.

De 1904 à 1908, la malade a joui d'une bonne santé. Elle a fait un séjour dans une *institution de guérison.*

Juin 1908. — Huitième grossesse bien supportée. Accouchement normal. La mère veut allaiter son enfant, mais est obligée de renoncer à l'allaitement au bout de six mois, car sa santé en est affaiblie (toux, points de côté).

Actuellement, la malade est dans un état relativement satisfaisant et a augmenté de 13 livres en quelques mois.

Observation VIII

(Obs. Strassmann et Mordkowitsch.)

J. J..., vingt-neuf ans, couturière. Père mort de tuberculose pulmonaire, un frère mort phtisique.

A vingt-deux ans, elle se marie.

Trois grossesses bien supportées. Les enfants, nourris par la mère, sont bien portants.

En 1899, quatrième grossesse. Avortement spontané au deuxième mois.

En 1903, points pleurétiques et hémoptysie, et, depuis ce temps, elle tousse. En juillet 1903, hémoptysie nouvelle et de longue durée (huit jours). Elle fait un séjour à la campagne. *Elle devient enceinte pour la cinquième fois, maigrit s'affaiblit, perd l'appétit, a des sueurs profuses et tousse. On provoque l'avortement au deuxième mois.* Immédiatement après, amélioration de la malade qui peut supporter dans la suite trois nouvelles grossesses.

Observation IX

(Obs. Strassmann et Mordkowitch.)

J. M..., trente-trois ans. Père mort de tuberculose pulmonaire.

En 1896, elle se marie et supporte fort bien quatre grossesses; puis elle fait une fausse couche de deux mois.

En février 1901, à la suite de l'allaitement de son dernier enfant, elle a des faiblesses, éprouve des douleurs thoraciques et cesse de nourrir l'enfant qui devient débile.

En 1902, elle tousse, a des hémoptysies, de la dyspnée et a des crachats purulents.

En décembre 1903, *sixième grossesse interrompue à deux mois et demi parce que la malade tousse, a de la fièvre et maigrit.* A l'auscultation, on trouve aux deux sommets des signes d'induration nets avec râles.

Après l'avortement, amélioration sensible, disparition de la fièvre, des douleurs thoraciques et de la toux. L'expectoration est nulle.

Dans la suite, elle augmente de 8 livres.

Les signes pulmonaires ont *à peu près disparu*, toutefois on constate la disparition du murmure vésiculaire aux sommets.

Observation X

(In thèse Mordkowitsch.)

C. S... Mère morte de tuberculose pulmonaire.

A dix-huit ans, bronchite des sommets. Amélioration après un séjour dans un sanatorium.

En 1902, elle se marie. Première grossesse normale ; dans les suites de couches, affaiblissement général et douleur thoracique. L'enfant tousse.

En 1904, nouvelle grossesse moins bien supportée. Elle a, dans la suite, une pneumonie.

En février 1905, nouvelle grossesse ; elle *s'affaiblit, maigrit, a des douleurs thoraciques.* Elle a des lésions *nettes au sommet gauche (craquements). On interrompt la grossesse au deuxième mois.* La malade augmente de poids et les symptômes pulmonaires et généraux s'atténuent.

En 1906, fausse couche d'un mois et demi qui affaiblit la malade (réapparition des troubles pulmonaires qui disparaissent rapidement).

En mai 1908, cinquième grossesse. La malade maigrit, est oppressée et tousse. Toutefois, la grossesse aboutit à la naissance d'un enfant qui meurt à neuf mois de bronchopneumonie. L'état de santé de la malade devient précaire : Matité et obscurité des sommets en arrière, sans craquements.

Observation XI

(Obs. Mordkowitsch.)

A... W..., vingt-trois ans. Un frère mort de tuberculose pulmonaire.

Première grossesse en 1902. Elle tousse, maigrit et s'affaiblit. En quelques mois, elle perd 37 livres. Mais elle désire un enfant ; on laisse évoluer la grossesse qui aboutit à un accouchement prématuré de six mois et demi, l'enfant meurt le lendemain de sa naissance.

La malade se rétablit après avoir suivi un traitement sévère. Elle gagne 8 kilogrammes.

En janvier 1903, deuxième grossesse bien supportée. L'enfant, nourri par elle, est un débile.

En octobre 1904, hémoptysie, toux avec crachats sanguinolents, fièvre, transpirations profuses, amaigrissement extrême.

En 1905, hémoptysies répétées.

En novembre 1905, nouvelle grossesse : *hémoptysie, fièvre, toux. Avortement provoqué au troisième mois.* A sa sortie de la Maternité, elle pèse 100 livres, et, dans la suite, augmente de 4 kilogrammes. Etat général et pulmonaire bien amélioré.

En novembre 1906, quatrième grossesse pénible en ses débuts. La fièvre disparaît, la toux persiste.

L'enfant est nourri par elle-même, il tousse.

Les suites de couches sont mauvaises : toux, fièvre, amaigrissement.

En 1909, *cinquième grossesse, deux hémoptysies graves*, points de côté et vomissements.

Avortement provoqué au deuxième mois de la grossesse. Amélioration très nette avec augmentation de 5 kilogrammes.

Observation XII

(Obs. de thèse de Mordkowitsch.)

A. K..., trente-quatre ans. Parents morts de tuberculose pulmonaire. Trois premières grossesses bien supportées. Pendant la quatrième grossesse, fièvre, toux, transpiration nocturne. L'enfant vient à terme.

En décembre 1906, cinquième grossesse : diminution des forces, *fièvre, toux, crachats. Avortement provoqué au deuxième mois.*

Aémlioration considérable au point de vue pulmonaire. Elle engraisse de 8 livres.

Observation XIII

(In thèse Mordkowitsch.)

A. Z..., trente ans, a eu des pleurésies. Depuis peu, elle présente de la bronchite spécifique du sommet.

En 1908, *première grossesse. Amaigrissement considérable*, *dyspnée*, *transpiration*, *fièvre*, point de côté douloureux. *Toux.*

Avortement provoqué au troisième mois. Dans le mois qui suit, elle augmente de 4 livres. Les signes pulmonaires s'amendent, l'état général est assez bon, mais pourrait être meilleur si la malade ne se surmenait pas.

Observation XIV

(In thèse de Mordkowitsch.)

E... J..., vingt-trois ans. Père mort de tuberculose pulmonaire.

Première grossesse bien supportée : l'enfant est débile et tousse.

Les suites de couches sont mauvaises. Toux, transpiration, point de côté, crachats hémoptoïques. Elle maigrit de 7 livres.

En 1908, *deuxième grossesse. Avortement provoqué à deux mois et demi, parce que l'état de la mère s'aggrave.* L'amélioration ne se produit pas. *Elle maigrit.*

Observation XV

(In thèse de Mordkowitsch.)

D..., vingt-quatre ans. Père mort de tuberculose pulmonaire, un frère souffre d'une affection du poumon.

Première grossesse, au troisième mois : pneumonie. Accouchement normal.

Deuxième grossesse deux ans après. Enfant débile.

Troisième grossesse un an et demi après. Enfant mort de tuberculose intestinale.

A partir de cette époque, la malade s'affaiblit.

Quatrième grossesse en juillet 1908. Etat général mauvais. La malade *tousse*, a de la *fièvre*, des *points de côté; elle maigrit.*

Avortement provoqué au deuxième mois. Amélioration qui s'accentue par un séjour dans un sanatorium. Augmentation de poids.

En janvier 1910, cinquième grossesse qui aggrave nettement l'état général et la lésion pulmonaire *(amaigrissement, fièvre, toux).*

Amélioration après l'avortement provoqué au deuxième mois.

Observation XVI

(In thèse de Mordkowitsch.)

D... G..., vingt-cinq ans. Père mort de tuberculose pulmonaire. Un frère et une sœur morts de tuberculose pulmonaire.

Première grossesse bien tolérée. Enfant débile.

En 1907, douleurs thoraciques, toux, amaigrissement. Séjour dans un sanatorium en octobre 1908.

Deuxième grossesse en 1908. L'état s'aggrave, *toux, expectoration abondante. Les crachats contiennent des bacilles.* Ophtalmo-réaction positive.

Avortement provoqué à deux mois et suivi d'une amélioration rapide. La malade est actuellement en bonne santé et a augmenté de 8 livres.

Observation XVII

(In thèse de Mordkowitsch.)

S... W..., vingt-cinq ans. Depuis trois ans qu'elle est mariée, bronchite spécifique des sommets.

Une première grossesse l'affaiblit. Accouchement prématuré à sept mois et demi. Enfant très débile.

Deuxième grossesse. — La mère tousse. Enfant normal.

Troisième grossesse. — Aggravation : Douleurs thoraciques. *Toux, crachats sanguinolents, submatité en arrière, respiration soufflante.* Ophtalmo-réaction positive.

Avortement provoqué au deuxième mois. Amélioration générale. Augmentation de poids, disparition des signes pulmonaires.

1909. — *Nouvelle grossesse. Toux, douleurs, amaigrissement. Avortement provoqué au deuxième mois.* Nouvelle amélioration. La malade a repris son travail.

Observation XVIII

(*In* thèse de Mordkowitsch.)

H... W..., vingt-neuf ans, frère et sœur morts de phtisie.

Trois grossesses bien supportées.

Quatrième grossesse. — Apparition de fièvre, toux et d'une hémoptysie. Avortement spontané au deuxième mois.

Cinquième grossesse. — Avortement spontané au deuxième mois.

Sixième grossesse. — Nouvelle *hémoptysie*, toux, dyspnée. *Amaigrissement* et *faiblesse générale.*

Avortement provoqué au début du quatrième mois de la grossesse. Amélioration considérable. Augmentation du poids et disparition de la toux.

Observation XIX

(*In* thèse de Mordkowitsch.)

B... R..., trente ans. Père et deux sœurs morts de tuberculose pulmonaire.

Huit grossesses bien supportées. Deux enfants morts de tuberculose pulmonaire.

Neuvième grossesse en 1909. Apparition de *toux*, *fièvre*, dyspnée, faiblesse générale, *amaigrissement*.

Avortement provoqué à *trois mois*. Amélioration considérable. Les troubles pulmonaires disparaissent. La malade augmente de 6 livres.

Observation XX

(*In* thèse de Mordkowitsch.)

U..., vingt-neuf ans.

Première grossesse en 1909. *La malade commence à tousser*, à être oppressée, faiblesse et transpiration, points de côté douloureux. *Amaigrissement*.

L'examen des poumons révèle des *craquements aux sommets*. Ophtalmo-réaction positive. *Avortement à deux mois et demi*.

Amélioration très nette, disparition des troubles pulmonaires. Elle gagne 20 livres.

Elle reprend son travail. Les bruits pulmonaires ont presque disparu. Expiration prolongée. Diminution du murmure vésiculaire.

Observation XXI

(*In* thèse de Mordkowitsch.)

M... M..., vingt-quatre ans. Père mort de tuberculose pulmonaire.

Tousse depuis l'âge de seize ans. Crachats sanguinolents.

Première grossesse normale. L'allaitement affaiblit la malade qui devient oppressée et maigrit (en quelques mois elle perd 26 livres).

Deuxième grossesse. — *Son état devient plus grave, toux, fièvre, transpiration, douleur thoracique.*

Avortement provoqué à deux mois et demi.

L'auscultation révèle une expiration prolongée et soufflante au niveau des deux sommets, surtout à droite.

En arrière, craquements légers.

Après l'intervention, amélioration très nette à tous les points de vue : son poids a augmenté de 5 kilogrammes. Les signes pulmonaires se sont atténués. *Les craquements ont disparu.*

Observation XXII

(In thèse de Mordkowitsch.)

M..., vingt-quatre ans.

Première grossesse : bien supportée.

Deuxième grossesse : dès le début elle *tousse*, douleurs thoraciques, *dyspnée. Elle maigrit*, en dix semaines, de 5 livres (janvier 1910).

Auscultation des poumons : obscurité respiratoire avec expiration soufflante et prolongée surtout en arrière *(signes d'induration).*

Ophtalmoréaction positive.

Avortement provoqué à deux mois et demi.

Amélioration consécutive. Elle a repris ses forces.

Pour empêcher toute grossesse ultérieure, on lui met un pessaire occlusif et on lui ordonne des lavages vaginaux au vinaigre.

Toutefois, en mars 1910, nouvelle grossesse. Aggravation de l'état de santé : toux, crachats purulents. Amaigrissement, transpiration.

A la fin du quatrième mois elle demande l'avortement qui lui est refusé parce que la grossesse est trop avancée. Elle souffre toujours de douleurs thoraciques.

Observation XXIII

(In thèse de Mordkowitsch.)

C. A..., trente et un ans.

La première grossesse l'affaiblit.

En 1904, deuxième grossesse : amaigrissement. Avortement spontané à trois mois.

En 1908, troisième grossesse : faiblesse générale. Enfant débile.

En décembre 1909, quatrième grossesse : douleurs dorsales, toux, crachats, *hémoptysies. Elle maigrit*, surtout dans les deux premiers mois, elle perd 12 livres. Son médecin pose l'indication d'avortement.

Auscultation : sommet gauche, *signes d'induration.*

Avortement provoqué à deux mois.

Toux, expectoration et transpiration disparues.

Elle engraisse de 14 livres en six mois.

Auscultation : les sommets respirent bien ; à gauche, toutefois, inspiration soufflante.

Observation XXIV

(*In* thèse de Mordkowitsch.)

M... G..., vingt-quatre ans.

Première grossesse normale. Allaitement maternel pendant un mois ; à ce moment apparition de douleurs aux sommets.

Deuxième grossesse normale ; puis, fausse-couche de trois mois.

Troisième et quatrième grossesses normales. La mère n'allaite pas ses enfants.

Cinquième grossesse : affaiblissement manifeste et amaigrissement.

En 1909, sixième grossesse : elle maigrit, a des transpirations, des douleurs thoraciques. L'enfant est débile et tousse.

A partir de cette époque la malade voit péricliter sa santé et s'alite.

En 1910, septième grossesse : *toux, crachats* purulents, douleurs thoraciques, transpiration, *amaigrissement, oppression.*

Auscultation : au sommet droit, *signes d'induration.*

Avortement provoqué au deuxième mois.

Amélioration et augmentation du poids (5 livres en trois mois.

En juin 1910, huitième grossesse : *toux* plus accentuée, *expectoration purulente*, faiblesse générale, oppression.

Avortement provoqué au troisième mois.

Amélioration manifeste.

Sommet gauche : submatité légère avec quelques craquements, obscurité respiratoire. Augmentation de poids.

Observation XXV

(In thèse de Mordkowitsch.)

G... H..., trente-quatre ans.

Six grossesses normales.

Après la sixième, dans les suites de couches, apparition de la fièvre et troubles pulmonaires (bronchite des deux sommets).

En 1903, septième grossesse : fausse couche de sept mois.

En novembre 1905, huitième grossesse : toux, crachats verdâtres, *hémoptysies* pendant plusieurs jours.

Amaigrissement et perte d'appétit. L'auscultation révèle, au sommet gauche, des *lésions nettes d'induration.*

Avortement provoqué à deux mois.

Elle augmente de poids et son état de santé s'améliore. Les signes pulmonaires s'amendent.

Elle a repris son travail.

Observation XXVI

(In thèse de Mordkowitsch.)

L..., trente-trois ans. Mère morte de tuberculose pulmonaire.

Première grossesse bien supportée.

En 1900, deuxième grossesse normale, mais l'état de santé de la mère devient médiocre dans la suite.

Actuellement présente des lésions pulmonaires qui l'ont obligé à faire un séjour de six mois dans un sanatorium.

Troisième grossesse, novembre 1907 : aggravation, toux, *amaigrissement, obscurité respiratoire, surtout à gauche et en arrière*. Pas de bruits adventices. Augmentation des vibrations et submatité. A droite et en avant, retentissement de la voix.

Avortement provoqué au deuxième mois.

Malgré la diminution de la toux et de l'expectoration, elle continue à maigrir pendant quelque temps. Depuis quelques mois elle a augmenté de 5 livres.

Observation XXVII

(*In* thèse de Mordkowitsch.)

T..., trente-quatre ans. Père mort de phtisie.

Trois grossesses normales. Trois fausses couches.

En 1907, à la suite de l'influenza, douleurs thoraciques. Un médecin constate de l'*infiltration du sommet gauche*. Amaigrissement sensible, oppression, crachats purulents. Elle fait un séjour dans un sanatorium. Une nouvelle grossesse lui enlève le bénéfice de ce traitement : elle perd 13 livres en huit semaines. Toux, expectoration, etc.

L'auscultation du sommet gauche accuse des *craquements*, et une diminution du murmure vésiculaire.

Avortement *provoqué au deuxième mois.*

Amélioration immédiate : la toux et l'expectoration diminuent. La malade reprend des forces, augmente de 10 livres et reprend son travail.

Observation XXVIII

(*In* thèse de Mordkowitsch.)

J... M..., vingt-cinq ans. Mère morte de tuberculose pulmonaire.

Deux grossesses normales.

En 1907, après le deuxième accouchement, perte de forces; douleur au sommet des poumons.

En 1908, troisième grossesse qui se termine par une fausse couche de deux mois.

A partir de cette époque, toux, oppression, crachats purulents.

En 1909, *quatrième grossesse : aggravation de l'état précédent. Avortement provoqué à deux mois et demi pour l'amaigrissement extrême* (perte de 9 livres en neuf semaines).

Amélioration immédiate, surtout au point de vue pulmonaire.

Augmentation de poids : 12 livres.

Observation XXIX

(*In* thèse de Mordkowitsch.)

L... F... Une sœur et une tante tuberculeuses.

Première grossesse normale.

Après la deuxième grossesse, oppression, faiblesse, douleur au sommet des poumons.

Troisième grossesse, fin mai 1907 : *aggravation pulmonaire, toux, crachats purulents, transpiration.*

Avortement provoqué à la dixième semaine.

La lecture de ces observations est intéressante car elle nous donne *les raisons* pour lesquelles ces malades furent opérées *et les résultats obtenus.*

« Dans la majorité des cas, il s'agit, dit Mordkowitsch, de femmes appartenant à la classe ouvrière et chargées d'une lourde hérédité tuberculeuse. »

Les indications de l'avortement artificiel sont toujours nettes : *tuberculose pulmonaire au début ou discrète* (signes d'induration), mais manifestant son évolution par des *troubles généraux ou fonctionnels* dont les plus fréquents sont : la fièvre, l'hémoptysie, l'adynamie, la toux, l'expectoration purulente, les points douloureux.

Dans 14 cas, l'avortement est provoqué à *deux mois;* dans les autres on intervient avant la fin du troisième mois.

Cette thérapeutique abortive a permis à plusieurs de ces malades de supporter sans incident de nouvelles grossesses.

Les résultats éloignés ont été excellents sauf dans deux observations.

Observation XXX

(Observation III de l'article « Grossesse et Tuberculose pulmonaire » par le Dr Técon *(Revue Médicale de la Suisse Romande,* p. 427 et suivantes) (résumée.)

M... X..., vingt-huit ans, russe.

Pas d'hérédité tuberculeuse.

En 1904, influenza. Immédiatement après, on constate des symptômes de tuberculose pulmonaire au sommet gauche : bacilles de Koch dans les crachats.

Cure d'altitude. La malade est améliorée puis, pendant son séjour en Turquie, elle a une violente crise de dysenterie : elle maigrit, tousse et crache abondamment.

Elle est mariée.

Elle n'a jamais eu d'hémoptysie.

Elle pèse 60 kilogrammes.

A son arrivée à Leysins le 9 avril 1910 elle pèse 43 kg. 200. Sa température est de 36°8 à 37°6. Bacilles de Koch dans l'expectoration.

Aux poumons. — A gauche : respiration soufflée, amphorique : quelques craquements métalliques.

A droite : au sommet, respiration soufflée, craquements humides assez nombreux, presque caverneux, et râles sous-crépitants, fins, moyens, épars.

19 octobre 1910. — *Les règles n'apparaissent pas. La malade s'énerve, ne mange plus, sa température s'élève légèrement.*

Novembre 1910. — Aggravation de l'état pulmonaire à droite. Température : 38 degrés, un seul jour.

15 décembre. — *Avortement artificiel à deux mois.* Intervention sans narcose avec le concours du Dr Reynier : laminaires.

16 décembre. — Frissons. Température : 36°1.

18 décembre. — Expulsion d'un fœtus de trois mois environ.

Le lendemain, la température s'abaisse à 37°2 et s'y maintient dès ce moment.

Actuellement (avril 1911). — L'état pulmonaire s'est certainement amélioré, l'état général s'est relevé ; la malade fait des promenades d'une heure environ, ce qu'elle n'avait pas fait depuis longtemps, ayant passé près de six mois au lit.

Observation XXXI

(Observation VI du Dr Técon (résumée.)

M... X..., vingt-huit ans, suisse.

Pas d'antécédents tuberculeux.

Pleurésie il y a deux ans sans fièvre, guérison spontanée. Mariée, elle a deux enfants, bien portants. Elle tousse depuis septembre 1903. Bronchite.

En octobre on constate des bacilles de Koch dans l'expectoration.

Elle fait une cure à Leysins où elle passe deux mois. Lésion du sommet droit.

Septembre 1904. — Bronchite avec trois ou quatre jours de fièvre. Elle tousse et crache peu depuis.

A son arrivée le 20 novembre 1904, elle pèse 54 kg. 100. La température est normale. On trouve des bacilles de Koch dans l'expectoration. *La malade a une grossesse au début.*

Aux poumons. — La respiration est rude aux deux temps au sommet droit qui est le siège de quelques craquements humides très nets, retentissants ; râles sous-crépitants fins assez nombreux, surtout dans la région antérieure.

Janvier 1905. — *Les lésions pulmonaires tendent à s'aggraver* d'une façon manifeste. L'avortement est décidé *(la grossesse est à deux mois).*

L'intervention a lieu sans narcose et l'avortement est provoqué sans incidents. Dès ce moment l'état pulmonaire s'améliore et la malade quitte Leysins en août 1905 avec l'état suivant :

Au sommet droit, aucun bruit même après la toux ; respiration un peu rude. Température normale. Poids, 55 kilogrammes. Ne crache pas. Maintenant encore, 1911, l'état de la malade se maintient très bon : la guérison de l'affection pulmonaire se confirme depuis environ six ans.

Dans ces deux observations, les résultats sont dus à *l'action combinée de la thérapeutique abortive et du sanatorium.*

Les lésions pulmonaires *sont déjà plus avancées* (craquements humides) que chez les malades de M. Nordkowitsch.

L'avortement est provoqué à deux mois.

Les résultats *sont moins satisfaisants que les précédents mais ils sont réels* puisqu'ils aboutissent pour la seconde malade, à une survie d'au moins six ans. Voyons maintenant les conditions dans lesquelles furent opérées les malades de nos observations lyonnaises.

B. — OBSERVATIONS LYONNAISES

Observation XXXII

(Due à l'obligeance de M. le professeur agrégé Voron.)

P... S..., dix-neuf ans. Entre le 22 juillet 1909 à la Maternité de l'Hôtel-Dieu.

Rien à signaler dans ses antécédents héréditaires.

Elle a été rachitique et traitée pendant cinq ans pour le *carreau* à la Charité.

Elle s'enrhume facilement.

Elle s'est mariée à dix-sept ans et demi, a eu une première grossesse normale, l'enfant est actuellement vivant et bien portant. Elle commence à maigrir.

22 juillet 1907. — Elle se présente à la consultation de l'Hôtel-Dieu : *elle est enceinte, elle tousse, a maigri de 5 kilogrammes.*

On l'examine : son état général est médiocre.

Au sommet gauche, respiration obscure, inspiration granuleuse, expiration soufflante, retentissement de la toux, submatité. A la base gauche, épanchement pleurétique. La malade a de la fièvre. Sa grossesse est à trois mois et demi.

Elle est mise en observation pendant dix jours. Son état général devient mauvais : elle a perdu complètement son appétit et ses forces, elle maigrit de 60 grammes par jour. Sa température oscille entre 37°5 et 39 degrés. Les signes de bacilloses pulmonaires sont nets. On a l'impression que la grossesse n'ira pas à terme, et sera cause d'un désastre pour la santé de la mère.

2 août. — On intervient : avortement en un temps (dilatation du col avec des bougies d'Hégar, curage digital). *La grossesse est à quatre mois.*

Suites normales.

23 août. — Les forces sont un peu revenues, les signes

pleuro-pulmonaires s'amendent, la température est au-dessous de 38 degrés. La malade pèse 46 kilogrammes. Elle part à la campagne.

11 décembre 1909. — Elle revient pour se faire examiner.

L'état général est bien meilleur, dans le premier mois la malade a engraissé de 5 kilogrammes. Le facies est coloré, l'appétit est revenu. Elle tousse très peu. Toutefois l'auscultation des poumons révèle au sommet gauche de l'obscurité respiratoire et *quelques craquements* fugaces, que l'on ne retrouve pas à un second examen. Quelques frottements très discrets à la base.

Mais, on est frappé par l'enrouement qu'elle présente; on l'envoie à la consultation des maladies de la gorge. M. le professeur Collet fait le *diagnostic de laryngite tuberculeuse* à forme vocale (ulcération des cordes avec gonflement de la commissure postérieure).

Février 1910. — Elle se présente à nouveau à la Maternité. Elle est enceinte depuis le 11 novembre. L'utérus a le volume d'une orange. *L'état général fléchit, la malade recommence* à *maigrir* (2 kilogrammes), elle tousse et l'on perçoit au sommet gauche quelques craquements, la voix est enrouée. Température subfébrile.

Devant ces symptômes, on *pratique sans hésiter le 14 février 1911*, l'avortement. *La grossesse est à trois mois.*

Dix jours après l'intervention, la malade part pour Hauteville et fait un séjour de *huit mois dans ce sanatorium.*

A son arrivée, elle présentait encore quelques craquements au sommet gauche. En décembre 1910, ces signes pulmonaires ont disparu (constatation faite à Hauteville et à Lyon), sa laryngite (examinée par un spécialiste) est en voie d'amélioration très nette, elle pèse 55 kg. 800, son état général est florissant, l'appétit et les forces sont revenus.

Elle passe l'hiver 1910-1911 à Marseille : *l'air marin* lui fait un bien énorme, elle augmente encore de 2 kilogrammes.

11 novembre 1911. — Elle pèse 58 kg. 500. Elle jouit d'un si bon état de santé *qu'elle fait l'étonnement de ceux qui l'ont vue il y a deux ans.* Au sommet gauche, légère submatité avec simple diminution du murmure vésiculaire. Sa laryngite est toujours en voie d'amélioration d'après un spécialiste qu'elle aurait consulté en ville.

Elle a un gros appétit et fait son travail sans aucune fatigue.

Cette observation est intéressante au plus haut degré.

L'avortement fut provoqué une première fois *à quatre mois*, et parce que la malade présentait une tuberculose pleuro-pulmonaire en évolution.

L'interruption de la grossesse à quatre mois donna des résultats inespérés au point de vue de l'état général, mais elle n'enraya pas la marche des lésions pulmonaires qui s'accentuèrent légèrement (craquements) et se compliquèrent de laryngite tuberculeuse.

Le deuxième avortement fut pratiqué *à trois mois* parce que l'état général fléchissait et les signes pulmonaires étaient nets ; cette intervention fut suivie d'une cure d'air au sanatorium, puis sur les bords de la mer : les résultats ont été merveilleux, puisque la laryngite est en voie de guérison et que les signes pulmonaires ont disparu ; l'état général est excellent.

Observation XXXIII

(Due à l'obligeance de M. le professeur Voron.)

G..., vingt-huit ans. Entre à l'infirmerie de la Maternité de l'Hôtel-Dieu, le 28 juillet 1911.

Rien à signaler dans ses antécédents héréditaires ou

personnels. Elle a eu trois grossesses normales, deux de ses enfants sont vivants et bien portants, le troisième est mort de méningite.

La malade, réglée pour la dernière fois le 15 mai 1911 est *donc enceinte de deux mois et demi*. Les trois grossesses précédentes et l'allaitement consécutif l'ont beaucoup affaiblie.

A son entrée, la malade est chétive, maigre, son état général est plus que médiocre, puisqu'elle a perdu complètement l'appétit et a dû cesser tout travail pour s'aliter. *Elle a beaucoup maigri depuis deux mois.*

Elle tousse, son expectoration est peu abondante.

Examinée par le Dr Roubier, chef de clinique de M. le professeur Teissier, elle présente une *tuberculose fibreuse du sommet droit* avec emphysème pulmonaire. Pas de râles. En somme, on se trouve en présence *d'une forme favorable* à la guérison.

1er août. — On se décide à intervenir mais l'on exige, au préalable, du mari et de sa femme, une autorisation écrite.

2 août. — Sous anesthésie M. le Dr Gonnet, suppléant M. le professeur agrégé Voron, pratique l'avortement en un temps.

Dilatation aux bougies d'Hégar. Curage digital. Injection iodo-iodurée. Pas d'hémorragies consécutives.

Suites très simples. Pas de température. La malade se lève vers le huitième jour. Elle sort dans un état satisfaisant.

20 août. — Elle part à la campagne, elle pèse 37 kilogrammes. De retour à Lyon, fin octobre, elle a repris son appétit et ses forces et peut travailler.

Examinée le 29 novembre 1911, elle pèse 39 kg. 360 (elle a donc augmenté de 5 livres). L'auscultation révèle au sommet droit de l'obscurité respiratoire avec une inspiration un peu rude. La malade se trouve *considérablement améliorée*.

On lui ordonne de l'huile de foie de morue pour cet hiver.

Les indications de cet avortement artificiel ont été :

Fléchissement considérable de l'état général (amaigrissement, perte de forces), lésions pulmonaires au début, récentes, curables.

On ne peut malheureusement pas tirer de cette observation des conclusions définitives, car les faits relatés sont encore trop récents.

Observation XXXIV

(Due à l'obligeance de M. le professeur Voron.)

M... M..., dix-sept ans. Se présente à la Maternité de l'Hôtel-Dieu parce qu'elle est enceinte et a maigri.

Hérédité chargée. — Père mort tuberculeux et alcoolique.

A l'âge de six ans, pleurésie purulente à gauche. Elle s'enrhume facilement en hiver.

Elle se marie en mars 1910 et présente bientôt de l'aménorrhée, de l'amaigrissement, un peu de toux ; elle conserve son appétit et ses forces. Elle aurait eu déjà 11 hémoptysies et de nombreux vomissements depuis le début de sa grossesse.

5 novembre 1910. — Elle entre à l'infirmerie : elle est pâle, pèse 52 kilogrammes. L'auscultation des poumons faite par M. Froment, médecin des Hôpitaux, révèle des *signes de ramollissement* au sommet gauche (peut-être même y a-t-il une petite caverne). Le sommet droit est peu touché. La température oscille entre 37°5 et 38 degrés.

L'examen obstétrical révèle une grossesse de deux mois environ.

La malade est mise en observation jusqu'au 30 novembre. L'état général et les signes pulmonaires ne s'améliorent pas. On se décide à intervenir.

18 décembre. — Sous anesthésie, on tente l'avortement en un temps, mais le col est résistant et se laisse difficilement dilater. On n'insiste pas dans cette première séance.

15 décembre. — On termine l'avortement sous anesthésie. L'œuf, complètement décollé était déjà engagé dans le col. On l'extrait et l'on fait une injection iodo-iodurée. L'avortement a été provoqué à *deux mois et demi.*

Les suites sont absolument normales. Pas de température. Les lésions pulmonaires ne se sont pas aggravées. L'état général s'améliore et elle augmente de poids. A sa sortie, elle pèse 52 kg. 550. Revue le 14 janvier 1911, elle pèse 56 kilogrammes, ses lésions pulmonaires sont stationnaires, l'état général est bon. En février, la malade part à la campagne.

Depuis cette époque, elle ne s'est pas représentée à l'Hôtel-Dieu. Malgré les recherches qui ont été faites, il a été impossible de la retrouver. Toutefois ses anciens voisins nous ont affirmé qu'elle était encore vivante et même qu'elle travaillait.

Les indications de cet avortement furent :

Amaigrissement, perte de forces, fièvre, lésions pulmonaires du deuxième degré localisées et en évolution.

L'avortement fut provoqué à deux mois et demi, toutefois les lésions du sommet gauche étaient déjà très avancées au moment de l'intervention.

Observation XXXV

(Due à l'obligeance de MM. Mouisset médecin des Hôpitaux et Voron, accoucheur des Hôpitaux.)

P.. M..., vingt-huit ans. Entrée le 2 mai 1911, salle des IIIe femmes fiévreuses, à l'Hôtel-Dieu, pour hémoptysie.

Un frère mort de méningite.

Premier accouchement normal avec enfant vivant.

Deuxième accouchement en 1909, compliqué d'une hémorragie grave, allaitement mal supporté par la mère. A cette époque la malade commence à perdre ses forces et à tousser. L'état général reste satisfaisant.

Elle est enceinte depuis le 2 février environ.

Depuis le 27 avril elle a *plusieurs hémoptysies* abondantes. A son entrée à l'Hôtel-Dieu, elle est maigre. Souffle extra-cardiaque dans la région sus-apexienne.

Aux poumons : à droite, légère submatité en avant, avec râles de grosse bronchite.

A gauche, en avant, exagération des vibrations, expiration soufflante, bronchite diffuse. Retentissement de la voix et en arrière submatité, respiration soufflante, quelques craquements humides.

Température : 38 degrés.

La grossesse est à *trois mois*.

Les jours suivants, nouvelles hémoptysies.

16 mai. — Aggravation légère de l'état pulmonaire. A gauche, les râles sont plus gros, plus nombreux, et s'entendent jusqu'à la partie moyenne du poumon.

La malade se décide à entrer à l'infirmerie de la Maternité pour y subir l'avortement provoqué.

Le 29 mai. — M. Voron constate une *aggravation de l'état pulmonaire* (râles humides plus nombreux à gauche).

La grossesse est à *quatre mois*.

6 juin. — Sous anesthésie, dilatation du col avec des bougies d'Hégar, extraction du fœtus. Curage soigné de la cavité utérine, injections iodo-iodurées. Suites normales sans hémorragie.

La malade sort en juin, son état ne s'est pas aggravé, mais il reste médiocre ; elle ne peut aller à la campagne et elle meurt le 23 juillet de son affection pulmonaire.

Cette observation n'est pas satisfaisante dans ses résultats, mais elle est très instructive. Le 2 mai 1911 la malade est examinée à l'Hôtel-Dieu; elle est alors enceinte de trois mois, a eu des hémoptysies et présente au sommet gauche des craquements déjà humides. Son état général est médiocre.

Ces signes sont à la limite des indications de l'avortement thérapeutique.

Il n'est que temps d'agir et, pourtant, on ne provoque l'avortement que le 6 juin (trente-quatre jours après). A ce moment, la *grossesse a dépassé quatre mois*, les lésions se sont considérablement aggravées, nous croyons que l'interruption de la grossesse n'était plus indiquée.

Observation XXXVI

(Due à l'obligeance de M. Pic, professeur et Voron, professeur agrégé (Résumée.)

P..., vingt-six ans, ménagère. Entre le 25 avril 1911 dans le service de M. le professeur Pic parce qu'elle tousse.

Anémie au moment de la puberté.

Deux fausses couches ; deux enfants bien portants.

N'est plus réglée depuis le 15 décembre 1910.

En février, c'est-à-dire vers *le deuxième mois de sa grossesse, elle a une hémoptysie.* En avril, douleur au sommet gauche. Elle tousse, s'affaiblit, maigrit.

A son entrée, le 25 avril, on constate les signes pulmonaires suivants : Submatité, obscurité respiratoire des sommets; en arrière et à gauche, expiration prolongée et soufflante. Toux quinteuse et fréquente, expectoration nulle. Température : 37°8.

27 avril *(grossesse de quatre mois et demi). — Les signes de tuberculose pulmonaire s'aggravent.* Etat général

toujours mauvais. On décide l'interruption de la grossesse. La malade passe à l'infirmerie de la Maternité

8 mai. — M. Voron intervient après avoir obtenu l'autorisation écrite de la malade et de son mari. Sous anesthésie à l'éther, on dilate le col avec des bougies d'Hégar. Il ne se produit pas d'hémorragie. Deux doigts, après avoir rompu les membranes, saisissent un pied, mais le col n'est pas assez dilaté, on remet à une séance ultérieure l'extraction du fœtus.

9 mai. — On fait l'extraction un peu pénible, par embryotomie et morcellement de la tête. Curage digital soigné, injection iodio-iodurée.

10 mai. — Température légère, 38°5, mais la nuit est bonne et l'état pulmonaire ne s'aggrave pas. Le soir, 38°2.

25 mai. — La malade sort peu améliorée, et *elle ne peut aller à la campagne*, elle s'occupe de son ménage, elle ne se soigne pas, aussi son état de santé périclite ; fin août elle a de l'entérite, en octobre, ses lésions pulmonaires sont bien aggravées, elle meurt le 1er novembre.

Chez cette malade, *on est intervenu beaucoup trop tard* (avortement à quatre mois et vingt jours). A ce moment les lésions pulmonaires s'étaient aggravées, l'état général était mauvais. L'interruption de la grossesse fut pénible, comparable presque à un accouchement prématuré. Les conditions sociales de cette femme l'ont empêchée d'aller immédiatement à la campagne.

La thérapeutique abortive aurait eu de tout autres résultats si elle avait été appliquée *en février, au moment où la femme, enceinte de deux mois, entrait dans sa tuberculose par une hémoptysie*. En mai, la situation de la malade contre-indiquait l'intervention, si l'on s'en tient aux règles formulées par l'école de Strassmann.

Observation XXXVII

(Observation due à l'obligeance de M. le professeur agrégé Voron.)

M... G..., entrée le 13 septembre 1907 à l'infirmerie de la Maternité de l'Hôtel-Dieu.

Elle est enceinte de *deux mois et demi,* elle tousse, maigrit et a des vomissements fréquents.

Trois grossesses à terme. Elles s'accompagnèrent de vomissements fréquents jusqu'au moment de l'accouchement. Deux enfants encore vivants.

Pendant la troisième grossesse : bronchite suspecte, et depuis cette époque, bronchites répétées.

Tout au début de cette nouvelle grossesse, elle a des vomissements presque incoercibles qui retentissent sur son état général, et sur son état pulmonaire.

A son entrée : état général précaire, amaigrissement très marqué, perte de l'appétit. A l'auscultation des poumons, en arrière et à droite, on trouve des signes d'induration, au *sommet gauche, des signes de ramollissement*, en particulier des râles humides très nombreux.

En avant, les signes sont les mêmes, mais *plus accentués;* les râles humides du sommet gauche sont plus éclatants, plus gros, plus nombreux.

La malade a des vomissements très fréquents se produisant à toute heure.

La température est à 38 degrés, le pouls à 130.

Devant la *fréquence des vomissements et l'état des lésions pulmonaires*, on pose les indications de l'interruption de la grossesse.

12 septembre 1907. — Sous anesthésie, on dilate le col avec des bougies d'Hégar et on fait le curage digital de la cavité utérine.

Les suites obstétricales sont absolument normales. Dès le lendemain, la température descend à 37 degrés et se maintient à ce niveau. Les vomissements disparaissent mais les phénomènes pulmonaires persistent.

A sa sortie, la malade pèse 35 kilogrammes, elle a augmenté d'1 kilogramme depuis l'intervention.

Elle part le 25 septembre à la campagne, mais ses lésions pulmonaires déjà très avancées évoluent, et la mort survient dans les premiers jours de janvier 1908.

Dans cette observation, *les indications* de l'intervention sont mixtes : vomissements incoercibles et accessoirement tuberculose pulmonaire.

Il est évident que les lésions pulmonaires *étaient trop accentuées* pour faire espérer même une amélioration. Les résultats peu satisfaisants que l'on a obtenus ne condamnent donc pas la thérapeutique abortive que nous défendons.

Observation XXXVIII

(Due à l'obligeance de MM. Commandeur, professeur agrégé, accoucheur des hôpitaux, et Patel, professeur agrégé, chirurgien des hôpitaux.)

J... A..., trente-six ans, entre le 11 avril 1906 à l'infirmerie de la Charité.

Elle a deux enfants bien portants. Pas de fausse couche. M. le Dr Patel l'examine pour la première fois le 28 octobre 1904 : elle a de l'entéroptose. Elle tousse depuis une quinzaine de jours. Au sommet droit, elle présente quelques craquements.

Février 1905. — Toux persistante. Elle a maigri de 6 kilogrammes. Les craquements sont plus nombreux au sommet droit. En octobre, les signes pulmonaires et généraux s'accentuent. La malade a une hémoptysie.

Depuis novembre, elle n'est plus réglée. Elle a de très fréquents vomissements et elle maigrit encore davantage.

Au début d'avril, MM. Commandeur et Patel l'examinent et la font entrer à l'infirmerie dans le but d'interrompre la grossesse.

Elle a alors une expectoration abondante avec crachats légèrement sanguinolents. Au sommet droit, en avant, on constate de l'exagération des vibrations, de la matité, *des râles fins, des craquements assez abondants après la toux.* Les crachats contiennent des bacilles de Koch.

13 mai. — On lui administre des lavements créosotés.

Elle a un utérus gros comme une orange, mou, en antéversion.

Etant donné la réunion des deux phénomènes, vomissements fréquents et abondants, et tuberculose pulmonaire peu avancée, on décide de provoquer l'interruption de la grossesse, quoique chacun des deux motifs, pris isolément, ne soit pas suffisant pour autoriser une pareille intervention. La malade a perdu 2 kilogrammes du 11 au 22 avril.

22 avril. — M. Gonnet, accoucheur des hôpitaux, met un tampon à la gaze iodoformée sans obtenir de résultats. L'hystéromètre entre de 10 centimètres dans la cavité utérine et ne provoque aucun phénomène; dans les jours suivants, on dilate le col avec des bougies; on met une mèche de gaze; enfin, on fait une injection intra-utérine d'eau bouillie chaude. La grossesse est interrompue.

Dès le lendemain (27 avril), élévation de la température (38°8), qui oscillera dorénavant entre 37°5 et 39 degrés jusqu'à la sortie de la malade.

On lui fait des lavages à l'eau térébenthinée, puis des lavages de vessie, parce qu'une cystite s'est déclarée.

2 mai. — La malade a une hémoptysie abondante (1/2 verre).

Elle sort le 19 mai et *meurt* à la fin de l'année 1905 de sa tuberculose pulmonaire.

Les indications de l'interruption de la grossesse ont

été : vomissements fréquents et tuberculose pulmonaire peu avancée.

Nous ferons remarquer que la grossesse dun âge incertain avait sans doute dépassé trois mois. De plus, les lésions pulmonaires étaient déjà graves (râles fins et craquements surtout nombreux après la toux, expectorations abondantes avec bacilles de Koch dans les crachats). L'état général était très mauvais, puisque le professeur agrégé Patel avait l'impression qu'il fallait intervenir très vite si l'on voulait obtenir quelques résultats. Les vomissements devaient encore contribuer à assombrir le pronostic.

Devant un tel tableau clinique on a le droit de se demander si la tuberculose était curable ou susceptible d'une longue amélioration. L'interruption fut pénible et demanda cinq jours pour se réaliser. La fièvre, apparue le 27 avril, doit être mise en partie sur le compte de la tuberculose, mais l'apparition de la cystite évoqua aussi l'idée d'infection. Bref, cette malade ne réalisait pas du tout les conditions exigées par Strassmann, par exemple, chez les femmes tuberculeuses qu'il fait avorter. Aussi, cet insuccès ne doit pas se tourner contre la thérapeutique abortive.

Observation XXXIX

(Due à l'obligeance de M. Gonnet, accoucheur des hôpitaux.)

M... X..., vingt-sept ans, tertipare. Elle n'a pas d'antécédents bacillaires. Elle a deux enfants bien portants.

Elle est réglée, pour la dernière fois, le 8 octobre 1908. Enfin, en novembre 1908, elle présente une affection bizarre avec température, que l'on traite d'abord comme une fièvre typhoïde. Elle tousse et on a bientôt l'attention attirée sur les poumons, qui sont peu atteints à ce moment.

Vers le 15 février 1909, cette malade consulte le Dr Gonnet, qui fait le diagnostic de *grossesse de quatre mois et demi* et *ramollissement du sommet droit*. La température oscille entre 37 et 38°5. L'état général, toutefois, reste bon.

Sur les instances de la famille, M. Gonnet provoque l'interruption de la grossesse. Le 27 février, il met une bougie et, deux jours après, en place une deuxième. Les suites sont très simples et la malade part à la campagne. Elle meurt le 20 juin 1910.

Les résultats sont absolument négatifs, mais l'avortement ne pouvait être d'aucun secours, car *la grossesse était beaucoup trop âgée et les lésions pulmonaires déjà graves;* aussi, avec M. le Dr Gonnet, nous pensons qu'en pareil cas il ne faut jamais intervenir.

Observation XL

(Due à l'obligeance de M. le Dr Gonnet, accoucheur des hôpitaux.)

M... X..., vingt ans, primipare. Elle a joui d'une bonne santé jusqu'en 1908. Au début de cette année, elle maigrit, tousse, perd l'appétit.

Elle est réglée, pour la dernière fois, du 1er au 7 novembre 1908. A partir de cette époque, les troubles pulmonaires s'aggravent : toux fréquente, expectoration purulente, amaigrissement et fièvre.

8 mars. — Elle est examinée par M. Gonnet qui trouve des *signes de ramollissement dans toute la moitié supérieure du poumon droit*. La température oscille entre 38°5 et 39 degrés; l'état général est très mauvais. C'est sur les instances réitérées de la famille que M. Gonnet se résout à

intervenir. L'interruption de la grossesse se fait avec une facilité extrême. La malade part à la campagne, mais la tuberculose continue à évoluer et provoque la *mort* en août 1909.

Cette observation ne constitue pas un argument contre la thérapeutique abortive : *grossesse de quatre mois et tuberculose avancée* sont des contre-indications formelles de l'intervention, qui ne peut que de donner à des résultats négatifs.

Observation XLI

(Due à l'obligeance de MM. Voron et Gravier.)

M... M..., vingt et un ans, corsetière. Entre à l'infirmerie de la Maternité de l'Hôtel-Dieu le 29 novembre. Primipare.

Père mort de tuberculose pulmonaire.

Elle a des *troubles de menstruation* depuis juin 1911 (règles irrégulières et peu abondantes). *C'est depuis cette époque qu'elle maigrit et tousse.*

Les dernières règles datent du 18 août. A partir de cette époque, elle tousse davantage, surtout le matin.

En octobre, elle perd l'appétit ; depuis le début de ses malaises, elle a perdu de 9 kilogrammes.

La malade est enceinte de *trois mois et demi* au moins.

A l'examen, la malade est pâle, anémique. Son état général est encore satisfaisant. Température subfébrile, 37°8.

Toux fréquente, avec crachats abondants et contenant des bacilles de Koch. Dyspnée et douleurs thoraciques. Au sommet droit, submatité, exagération des vibrations, craquements assez nombreux, étendus, nets et humides.
Au sommet gauche, quelques craquements secs, discrets.

Le sérodiagnostic tuberculeux est positif.

En somme, *induration du sommet gauche, ramollissement du sommet droit.*

Devant les symptômes fièvre, amaigrissement, signes pulmonaires très nets et peut-être trop accentués, on porte l'indication d'avortement thérapeutique qui est provoqué le *2 décembre* (la grossesse est à trois mois et demi).

Suites opératoires normales. La température reste subfébrile (37°5 à 38 degrés). La malade reste à un poids stationnaire.

M. Lyonnet l'ausculte le 14 décembre et constate les lésions précédemment signalées au sommet droit et quelques râles discrets au sommet gauche.

La malade sort le 18 décembre ; on fait des démarches pour la faire admettre à Hauteville. Elle part, en attendant, à la campagne. Elle a repris appétit.

Dans cette observation, nous ferons remarquer que la grossesse a dépassé trois mois et les lésions pulmonaires sont déjà accentuées. Toutefois, l'état général est relativement satisfaisant ; les chances d'amélioration seront plus grandes si la malade peut faire un séjour à Hauteville.

Les résultats thérapeutiques de cette dernière série d'observations ne sont pas encourageants dans leur ensemble : Seule l'observation I constitue un véritable succès pour la méthode abortive. L'observation II est déjà moins satisfaisante. L'observation III n'indique pas avec précision les résultats éloignés, aussi elle a peu de valeur. Les autres cas signalés se terminent par la mort à brève échéance.

Mais un jugement trop hâtif serait erroné car, si l'on compare cette série d'observations à celle qu'ont publiée Strassmann et Mordkowitsch, on trouve aisément la cause des échecs thérapeutiques qui caractérisent les dernières observations.

En effet, les malades de Strassmann sont toutes au début de leur grossesse, et leurs lésions sont peu avancées au moment où l'on provoque l'avortement.

Les autres, au contraire, ont dépassé, souvent de beaucoup, le premier tiers de leur grossesse et leurs lésions sont déjà graves (ramollissement) quand on se décide à intervenir : *jamais Strassmann ne les aurait fait avorter dans de telles conditions.*

En décembre 1911, nous avons eu la bonne fortune de voir appliquer la méthode abortive à deux tuberculeuses qui semble *réaliser les indications idéales de cette thérapeutique.*

En voici les observations :

Observation XLII

(Due à l'obligeance de MM. Plauchu, accoucheur des Hôpitaux, et Rigaud, interne des Hôpitaux.)

Tuberculose et grossesse au début.
Avortement provoqué.

V... M..., dix-sept ans et demi, primipare.

Antécédents héréditaires. — Grand-père mort de tuberculose à vingt-sept ans. Père vivant, atteint de cardiopathie. Il a eu, à l'âge de sept ans, un mal de Pott et a porté longtemps un corset plâtré. Mère vivante, atteinte d'une affection pulmonaire, chronique, indéterminée. Deux sœurs vivantes, mais d'une santé délicate. Elles toussent habituellement et s'enrhument tous les hivers. Une sœur morte, à l'âge de cinq mois, de bronchopneumonie. Une autre, morte à un an, avec des convulsions.

Antécédents personnels. — Santé généralement délicate pendant toute la première enfance. Premières règles à douze ans, irrégulières. Depuis la puberté, la malade n'a jamais eu une forte santé : elle tousse tous les hivers, s'enrhume très facilement, est souvent obligée de s'aliter. Cependant, en 1910, elle se porte assez bien et apprend le métier de guimpière. A cette époque, en juillet, en allant à son travail, elle eut une première hémoptysie constituée par un crachement de sang rouge, spumeux, survenu après une ffort de toux. Cette hémoptysie se renouvela à trois ou quatre reprises dans les jours qui suivirent. Pendant l'hiver suivant 1910-1911, elle fut obligée de s'aliter pendànt un mois, elle crachait et vomissait après les efforts de toux. Mais au printemps 1911, sa santé devint meilleure, elle put reprendre son travail.

Elle se marie en juillet 1911 ; rien de particulier à signaler jusqu'au début d'octobre.

A ce moment, elle commence une grossesse. Dernières règles le 14 octobre 1911. En même temps, elle tousse à nouveau, maigrit sensiblement, elle est obligée d'interrompre son travail. Un médecin consulté à cette époque diagnostique une tuberculose pulmonaire au début et envoie la malade à la campagne. Elle y passe un mois et prend 6 kilogrammes. Elle revient à Lyon les premiers jours de décembre et ne tarde pas à tousser de nouveau, à maigrir en même temps qu'elle présente tous les phénomènes sympathiques de la grossesse : nausées constantes, quelques vomissements rares le matin.

Elle entre à la Maternité de la Croix-Rousse, le 7 décembre 1911.

Examen général. — La malade a un teint pâle, les muqueuses légèrement décolorées, elle est amaigrie et pèse à son entrée 45 kg. 400, l'appétit est atténué, les forces ont faibli beaucoup.

Là malade tousse et crache abondamment, mais ces crachats ne sont pas purulents. *L'examen bactériologique des crachats est négatif au point de vue du bacille de Koch.*

Auscultation. — *Poumon droit :* Légère matité à la percussion, en arrière et en avant, au sommet. Obscurité respiratoire dans la fosse sus-épineuse et sous la clavicule.

Aucun craquement sec n'est perçu même après les efforts de toux. Exagération des vibrations très nettes en arrière et en avant au sommet.

Poumon gauche : Rien d'anormal à signaler.

Rien au cœur. Pas d'albumine dans les urines. Seins très peu développés.

Examen obstétrical. — Dernières règles, le 14 octobre 1911.

Utérus présentant les caractères classiques de l'utérus gravide : forme arrondie, sensation de figue mûre, signe d'Hégar, ramollissement à peine sensible du col. Utérus en rétroversion au premier degré.

Il s'agissait donc d'une malade atteinte, soit d'une tuberculose au début, légèrement évolutive, soit d'une tuberculose plus ancienne, mais à évolution très lente et peut-être à évolution fibreuse : dans les deux cas, la possibilité d'un avortement thérapeutique pouvait être discutée.

Pour éclairer ce point, le Dr Plauchu demanda l'avis du professeur Paviot ; voici le résultat de son examen :

A droite : en avant, vibrations augmentées dans toute la région pectorale. Transmission anormale des battements aortiques. Sous la clavicule droite, sonorité diminuée et résistance aux doigts légèrement augmentée, inspiration humée sans expiration prolongée, inspiration très nettement saccadée; après la toux, diminution du murmure au-dessous de la clavicule droite.

En arrière, exagération des vibrations dans la fosse sus-épineuse, diminution du murmure vésiculaire, retentissement de la voix.

En résumé, lésions légères, *mais cliniquement certaines*, offrant, autant qu'on peut l'affirmer, des chances de curabilité.

Après examen de cette malade, le professeur Paviot s'est montré partisan convaincu de la nécessité de l'avortement.

Examen radioscopique : A titre de contrôle, d'ailleurs demandé par le professeur Paviot, l'examen radioscopique fut pratiqué par le Dr Barjon, médecin des Hôpitaux : il constata que les deux poumons étaient parfaitement clairs dans toute leur étendue, qu'il n'y avait pas de ganglions trachéo-bronchiques augmentés de volume, que les mouvements du diaphragme étaient légèrement diminués dans leur amplitude, des deux côtés.

En présence d'un léger doute imposé par l'examen radioscopique, le professeur Paul Courmont, occasionnellement, fournit la note clinique suivante : Nuance d'auscultation en défaveur du sommet droit, submatité légère, bronchophonie en avant et en arrière, respiration obscure dans la fosse sus-épineuse.

En avant, inspiration et expiration rude et aigre à droite du sternum.

Il constatait en somme, lui aussi, des lésions analogues quoique moins accusées.

Entre temps, la malade était restée en observation dans le service pendant dix jours : les pesées journalières montrèrent que le poids était descendu de 45 kg. 400 à 44 kg. 700, que la courbe de température était restée subfébrile, oscillant entre 37°2 et 37°7, assez irrégulièrement, semblant traduire une légère tendance évolutive de cette tuberculose sous l'influence de la grossesse.

Après autorisation écrite du mari et de la femme, l'avortement fut décidé, sur cette notion, que l'examen clinique devait prendre le pas sur la radioscopie.

Il fut pratiqué, le 18 décembre, suivant la technique habituelle de l'avortement brusqué et se passa sans incidents. Anesthésie au chlorure d'éthyle et éther, dilatation par bougies d'Hégar jusqu'au calibre n° 12, évacuation à la curette du contenu utérin. Hémorragie de 100 à 120 grammes.

21 décembre. — L'état de la malade est infiniment satisfaisant sans complications.

Les suites opératoires furent parfaites et la malade était rétablie le 30 décembre, ayant gagné en dix jours 1 kilogramme (45,600).

Des demandes ont été faites pour que la malade puisse faire un séjour à la maison de convalescence de Margnolles et plus tard, un séjour au sanatorium d'Hauteville.

Dans cette observation se trouve appliquée à la lettre la méthode thérapeutique que nous allons exposer et défendre.

Observation XLIII

(Due à l'obligeance de M. le professeur Pic, MM. Voron et Gravier.)

Tuberculose au début (Craquements).
Grossesse de trois mois.

G .. M..., trente-neuf ans. Entre, le 7 décembre 1911, dans le service du professeur Pic.

Antécédents. — Un frère mort de *laryngite tuberculeuse.* Elle a eu cinq enfants, dont trois sont morts, une fausse couche. En 1907, elle est traitée pour une néphrite. En 1910, elle a une *pleurésie gauche* et fait un séjour d'un mois dans le service de M. Pic.

Depuis le mois de mars, elle tousse, maigrit et perd l'appétit. Actuellement, elle expectore peu et n'a jamais eu d'hémoptysie. Elle a de la dyspnée et souffre de points de côté.

L'auscultation faite par M. Pic révèle les signes suivants :

A droite et en arrière, matité du sommet, exagération des vibrations. Respiration soufflante, rude, avec retentissement de la voix et de la toux. A la fin de l'expiration, après la toux, on entend quelques râles à timbre *sec;* pas de râles humides.

A gauche et en arrière, submatité et, après la toux, quelques petits râles secs et assez fixes.

A droite et en avant, respiration rude, quelques râles secs.

En somme, infiltration du sommet droit chez une femme atteinte d'induration ancienne de ce sommet (forme fibreuse).

L'aggravation de l'état pulmonaire coïncide avec l'état

obstétrical suivant : les règles sont apparues, pour la dernière fois, le 13 septembre. Elle est enceinte de trois mois environ. L'utérus a le volume d'une orange.

La malade est mise en observation : elle a de la température, 38° ; elle a perdu du poids. Elle passe, le 20 décembre, à l'infirmerie de la Maternité, où l'on constate les mêmes signes que précédemment. L'interruption de la grossesse est décidée.

26 décembre. — On provoque l'avortement qui se fait facilement en un seul temps et sous anesthésie. Suites immédiates normales. Les forces reviennent, la malade tousse moins et a meilleur appétit.

Ces deux observations n'ont évidemment qu'une valeur relative, puisqu'elles ne font pas connaître les résultats éloignés de l'interruption de la grossesse.

Toutefois, elles sont intéressantes parce que chez ces deux malades, notre méthode thérapeutique a été appliquée dans d'excellentes conditions.

CHAPITRE V

La lecture et l'étude des documents que nous avons recueillis sur « la Tuberculose pulmonaire et la Grossesse », les faits d'observation si variés et si contradictoires qui s'y rapportent nous conduisent à formuler une opinion qui n'est d'ailleurs ni *catégorique* ni *définitive*.

Elle ne peut être catégorique car, au cours de notre enquête, nous n'avons jamais oublié qu'en clinique il faut éviter toute ligne de conduite systématique, et que le devoir du médecin est d'étudier de près chaque cas, de l'apprécier en dehors de toute théorie et de formuler une thérapeutique qui ne doit être *que la résultante de cet examen.*

Elle n'est pas non plus définitive, car, pour être acceptée *elle a besoin d'être contrôlée dans son application et dans ses résultats.*

Nous proposons simplement cette méthode de traitement parce que nous avons la conviction qu'elle est efficace dans certains cas, et aussi parce qu'il nous paraît illogique de rester systématiquement dans l'expectative vis-à-vis d'une tuberculose au début que menace gravement une grossesse.

A. — DE L'AVORTEMENT PROVOQUÉ POUR TUBERCULOSE PULMONAIRE

Le principe de l'avortement provoqué dans la tuberculose pulmonaire peut être admis pour les raisons suivantes : la fin de la grossesse, l'accouchement, les suites de couches constituent des périodes néfastes et parfois fatales pour la femme atteinte de tuberculose pulmonaire.

Malheureusement l'aggravation finale n'est pas fonction de la gravité que présente la tuberculose au début de la grossesse et aucun signe ne permet d'établir un pronostic rationnel dès cette période.

Devant cette incertitude de pronostic et devant, aussi, la valeur très aléatoire de l'enfant qui doit naître, on est autorisé à supprimer dès son apparition ce danger peut-être mortel qu'est la grossesse, si la tuberculose pulmonaire, désormais à l'abri de cette complication, est capable de s'améliorer, ou mieux, de guérir.

Reste à *spécifier* les cas où cette thérapeutique abortive peut trouver son application.

Le médecin, examinant une femme enceinte, lui découvre des signes de tuberculose pulmonaire. Il doit avant tout apprécier *l'âge de la grossesse et la gravité des lésions du poumon*, car ces deux éléments mettront immédiatement en valeur les cas dans lesquels devra se discuter la question de l'avortement provoqué.

Nous estimons en effet que l'interruption de la grossesse ne peut trouver son application que *dans le groupe des femmes dont la tuberculose est bénigne et curable, la grossesse dans le premier tiers de son évolution, c'est-à-dire à une époque où elle n'a pas encore fait sentir son influence nocive.*

Il faut d'ailleurs faire d'importantes *restrictions* à cette règle trop générale.

La lésion ne doit pas être simplement *soupçonnée*, *elle doit être affirmée par la clinique*, elle doit se manifester par des signes physiques nets (signes d'induration ou de congestion, craquements localisés aux sommets) auxquels peuvent s'adjoindre des signes fonctionnels et des signes généraux (hémoptysies, toux fréquente, expectoration contenant des bacilles de Koch, amaigrissement réel, évalué en tenant compte de l'augmentation normale de poids pendant la grossesse, élévation thermique même légère, transpirations profuses, lassitude générale).

Chez les malades qui doivent, à notre avis, bénéficier au maximum de la thérapeutique abortive on trouve le *syndrome clinique suivant :*

L'examen physique révèle une lésion *discrète mais nette,* se traduisant uniquement par une modification des bruits physiologiques à un sommet pulmonaire. Une *enquête* minutieuse apprend de plus que *la malade a présenté récemment ou présente actuellement des troubles fonctionnels ou généraux qui prouvent d'une façon indiscutable que la lésion n'est pas cicatrisée mais qu'elle est en évolution ou simplement latente.*

Si au contraire cette lésion s'est extériorisée depuis fort longtemps de tout cortège symptomatique, le médecin doit la considérer comme *cicatrisée, l'avortement est alors contre-indiqué.*

D'autres formes peuvent encore bénéficier de l'intervention précoce : ce sont celles qui se manifestent par des *râles de congestion* ou par des *craquements localisés aux sommets.*

Dès que les râles humides apparaissent, les chances de guérison s'éloignent et le succès de la thérapeutique abortive est déjà compromis. Toutefois, dans les cas où les râles sont *localisés* et peu *nombreux*, l'avortement peut être indiqué, si la malade s'engage à suivre pendant plusieurs années un *traitement antibacillaire.*

Il faut *exclure* résolument des indications de l'avortement médical *les formes plus graves* parce que leur guérison devient trop incertaine : il n'est pas raisonnable alors de sacrifier l'enfant pour un bénéfice maternel trop aléatoire.

Parmi les malades qui répondent aux indications précédentes, un petit nombre sont peut-être capables de supporter fort bien leur grossesse, malheureusement il est impossible de les distinguer au début de la gestation ; quant aux autres, la clinique nous enseigne qu'elles subissent au moment de l'accouchement et pendant les suites de couches une aggravation qui peut devenir fatale. *Devant cette incertitude troublante nous estimons que le médecin doit tirer parti des conditions exceptionnelles dans lesquelles se trouve sa malade et réaliser, en interrompant la grossesse, les rares chances de salut que cette femme peut posséder.*

Mais le *diagnostic de tuberculose pulmonaire au début* est toujours *délicat* à établir, d'autre part, l'examen clinique doit être *rapide*, car l'intervention a d'autant plus de chance d'aboutir au succès qu'elle est *précoce*. Aussi l'accoucheur placé dans une situation lourde de responsabilité *doit faire appel à un médecin expérimenté* et lui poser les questions suivantes :

Cette malade est-elle atteinte de tuberculose pulmonaire?

La lésion est-elle nette, peu accentuée et susceptible d'une guérison ou du moins d'une amélioration de longue durée?

Le médecin, sans idée préconçue, établit alors un diagnostic et un pronostic, et, fort de cet avis, l'accoucheur reprend son rôle. Nous considérons *cette collaboration comme essentielle et même nécessaire en pareil cas.*

Pour éviter toute chance d'erreur, il faut mettre la malade *en observation* pendant plusieurs jours, établir les courbes de poids et de température, avoir recours *accessoirement* aux différentes réactions susceptibles de révéler la tuberculose, examiner le sang, les urines, les fonctions digestives. Toutefois, et l'on ne saurait trop insister sur ce point, *c'est de l'examen clinique que doit dépendre la décision thérapeutique.*

L'accoucheur se trouve en présence d'une malade dont les lésions pulmonaires sont peu accentuées et curables, la grossesse âgée de trois mois au plus : il a *le droit* de provoquer l'avortement, mais *ce n'est pas un devoir pour lui*, car le pronostic de la tuberculose et partant le succès de la thérapeutique abortive ne sont pas absolument certains.

Avant de prendre décision, il doit encore tenir compte de plusieurs circonstances :

La femme peut éprouver une *aversion très naturelle* à l'égard de l'avortement. Le devoir de l'accoucheur est alors de lui exposer tous les dangers que lui fait courir la grossesse, mais il doit *s'incliner* devant le désir formulé par la malade d'avoir des enfants.

Dans d'autre cas, la grossesse peut avoir des *débuts pénibles* (vomissements fréquents), les *antécédents* peuvent être lourdement entachés de tuberculose, ou encore la malade appartient à la *classe ouvrière* et sa situation sociale ne lui permet pas de lutter par l'hygiène et la bonne alimentation contre la tuberculose envahissante : l'accoucheur doit alors *proposer l'avortement avec plus d'insistance.*

* * *

Lorsqu'il a obtenu le *consentement* de la malade, et de son mari, il peut par mesure de précaution leur *faire signer une autorisation écrite.* Dans les milieux hospitaliers ces formalités sont suffisantes.

Dès lors il faut agir sans perdre de temps.

L'accouchement provoqué doit évidemment se faire autant que possible en une *seule séance*, sous anesthésie et dans des conditions d'asepsie absolue. Tous les procédés opératoires sont *bons*, s'ils sont réalisés par des mains expérimentées. A la Maternité de l'Hôtel-Dieu, M. le professeur agrégé Voron fait la dilatation du col au moyen de bougies d'Hégar; dans un second temps, il procède à l'évacuation digitale de l'utérus et il termine l'intervention par un lavage iodo-ioduré et chaud.

Les malades supportent fort bien cette opération et peuvent partir à la campagne vers *le douzième jour*.

Dans les cas malheureux, la lésion pulmonaire continue à évoluer, mais jamais l'avortement précoce ne fait naître cette *aggravation fatale* que provoquent trop souvent l'accouchement et les suites de couches chez les tuberculeuses.

*
* *

Il ne faut pas abandonner les femmes que l'on a fait avorter, si l'on veut obtenir un succès thérapeutique complet; il faut les envoyer à la *campagne*, dans un hospice de convalescence ou dans un *sanatorium*. Il est nécessaire de leur *interdire* en termes sévères *toute nouvelle grossesse* pendant de longues années. Il faut aussi leur recommander de *prévenir immédiatement leur médecin*, si, malgré tout avertissement, elles redeviennent *enceintes*.

Quel que soit le milieu dans lequel il évolue, le médecin doit agir avec *une conscience rigoureuse*. Toutefois, dans la clientèle privée, sa situation devient plus délicate, lorqu'il se décide à provoquer un avortement. Il doit alors *s'entourer de précautions extrêmes* sur lesquelles on ne saurait trop insister. *Ses actes doivent être à l'abri de tout soupçon, de toute critique, ils doivent se faire au grand jour. En voici les raisons :*

Si l'on prend à la lettre le texte de la loi, *celle-ci condamne l'avortement en termes formels et sans distinction*, car l'article 317 du Code pénal dit au paragraphe 3 : « *Les médecins, chirurgiens et autres officiers de santé, ainsi que les pharmaciens qui auront indiqué ou administré ces moyens abortifs seront condamnés à la peine des travaux forcés à temps dans le cas où l'avortement aurait eu lieu.* »

Cependant, malgré les résistances de l'Académie, sous le patronage de Velpeau en 1829, et plus tard sous celui de Paul Dubois en 1842, l'avortement médical est entré dans la pratique courante. « Actuellement encore, comme en 1810, dit M. Bonnaire, la loi refuse d'admettre cette opération ; l'arche sainte est demeurée intangible et les sanctions pénales qu'elle comporte, tout spécialement lourdes au médecin, demeurent toujours suspendues sur la tête de celui-ci. Toutefois il y a des circonstances atténuantes et le Code apporte quelque tempérament à sa rigueur *si l'on réclame le bénéfice de son article 328* pour l'appliquer à l'avortement médical : « *Il n'y a ni crime ni délit lorsque « l'homicide, les blessures et les coups sont commandés « par la nécessité actuelle de légitime défense de soi- « même ou d'autrui.* » Mais l'article 328, à s'en tenir, comme cela est nécessaire, à sa lettre, ne confère sauvegarde au médecin qu'à la condition que le terme « légitime défense d'autrui » soit très strictement limité à la menace de mort indiscutable pour la femme enceinte. Tout repose dès lors sur l'interprétation qu'il convient d'assigner aux indications de l'avortement provoqué. Or, l'Ecole française ne fait pas encore entrer la tuberculose pulmonaire dans ces indications. *Aussi, le médecin qui veut interrompre la grossesse d'une phtisique doit s'entourer de précautions extrêmes.*

« Il faut prendre *l'avis d'un ou plusieurs confrères.* La décision prise doit *être rédigée* dans des termes explicites et on doit en faire autant d'exemplaires qu'il y a de consultants, chaque médecin en gardant un par devers lui. Il n'est pas nécessaire d'obtenir au préalable l'autorisation d'un magistrat. Le médecin praticien évacue l'utérus suivant la technique qui lui semble la meilleure. *Après l'interruption seulement, il avise le magistrat de son acte* en lui adressant copie de la consultation ou, pour être plus correct, en la lui remettant en mains propres » (Bonnaire).

Par cette démarche il témoigne comme il convient de son respect pour la loi et il se met à l'abri de soucis qu'une malignité, d'ordinaire intéressée, pourrait éventuellement lui susciter dans la suite.

Il serait préférable cependant, comme le fait remarquer Montal, qu'un *texte de loi vînt trancher la question* et donner toute sécurité aux médecins, que l'exercice consciencieux de leur ministère peut obliger à provoquer un avortement. En France, un projet de loi destiné à rajeunir l'article 317 du Code pénal a été déposé en 1910 sur le bureau de la Chambre par le ministre de la Justice. Il n'y est pas question de l'avortement provoqué et les peines seules sont atténuées.

En Allemagne, l'Association libre des Gynécologues présente actuellement aux Chambres allemandes et aux ministres des Etats confédérés un rapport demandant que les dispositions de la loi relative à l'avortement artificiel soient transformées et concordent avec les exigences présentes de la science. Bumm, Peters, Polag, Thorn, sont les promoteurs de ce mouvement d'opinion médical qui aboutira très prochainement à la modification du Code pénal allemand sur cette question si importante.

En tout cas, s'il accomplit les formalités médicales et légales sur lesquelles nous venons d'insister, le médecin se trouve pratiquement à l'abri de la mauvaise foi possible de sa cliente.

Nous en donnons la preuve en citant cet exemple : Il y a quelques années, M. le professeur agrégé Voron fut appelé, sur la prière d'un médecin, à examiner une femme enceinte qui se disait tuberculeuse et réclamait l'avortement libérateur. M. Voron l'ausculte, les signes pulmonaires lui paraissent plus que discrets. Devant l'insistance étrange de sa cliente, il appelle en consultation un médecin des Hôpitaux qui le confirme dans ses soupçons. Bien entendu, l'avortement fut refusé.

B. — DE LA STÉRILISATION CONSÉCUTIVE

Logiquement, elle doit compléter la thérapeutique abortive dans les cas où tuberculose et grossesse paraissent désormais incompatibles. Si, par exemple, on a l'impression d'avoir sauvé une tuberculeuse en la faisant avorter et qu'une deuxième grossesse *menace* à nouveau sa vie, il faut discuter la question de la stérilisation. L'hésitation sera moins grande si la femme est *âgée, trop féconde, multipare, mère de plusieurs enfants vivants et surtout si sa tuberculose pulmonaire est à la limite d'une aggravation sérieuse et d'une amélioration de longue durée.* Mais il ne faut pas stériliser les femmes jeunes et *primipares,* car avec un peu de volonté elles peuvent, en écoutant les conseils de leur médecin, éviter de devenir enceintes jusqu'à ce que leur état de santé se soit considérablement amélioré. On leur laisse ainsi l'espérance qu'à échéance lointaine elle pourront, sans danger, satisfaire leur désir d'être mères.

En conclusion, nous ne sommes pas adversaire de cette *cure radicale de la maternité*, mais nous la proposons avec une extrême *prudence* parce que nous manquons d'expérience clinique à ce sujet. Il sera plus logique de discuter le principe et les indications de cette thérapeutique chirurgicale lorsque l'avortement provoqué pour tuberculose pulmonaire sera admis en France. Nous ferons remarquer simplement que castration totale est une opération autrement grave qu'évacuation d'un utérus gravide et qu'elle comporte des dangers dont il faut tenir compte dans la discussion de ce problème thérapeutique.

C. — DU TRAITEMENT MÉDICAL

Les malades dont les lésions tuberculeuses sont simplement soupçonnées, ou *encore cicatrisées* depuis plusieurs années, *relèvent de la thérapeutique médicale.* Elles doivent éviter tout surmenage pendant la gestation.

Si la grossesse ou la tuberculose se trouve trop

avancée, le rôle du médecin se limite à soutenir les forces de la malade pour permettre à sa grossesse d'évoluer à peu près jusqu'à terme. *Il doit alors la soumettre au traitement classique* (repos, bonne alimentation, cure d'air à la campagne, dans les montagnes ou sur les bords de la mer, suivant les cas). Il lui administre des stimulants et des toniques (huile de foie de morue, phosphate et carbonate de chaux, cacodylate de soude). Il surveille les lésions pulmonaires et est autorisé à appliquer tous les traitements médicaux qui lui paraissent rationnels.

A l'approche du terme, on peut provoquer l'accouchement si la santé de la mère met les jours de l'enfant en danger. « Au moment de l'accouchement, il faut éviter que la mère s'épuise en vains efforts ; on peut alors pratiquer l'accouchement rapide. Dès les premières douleurs on dilate le col par des moyens artificiels et l'on procède rapidement à l'application de forceps ou à la version » (Rénon).

Dès que la malade peut se lever, on doit l'envoyer à la campagne ou dans un sanatorium.

Dans le cas de mort subite de la malade, à l'approche du terme, une césarienne *post mortem* s'impose si le fœtus est vivant.

Il faut *interdire l'allaitement maternel*. On supprime ainsi une cause d'épuisement pour la mère, une source de contamination pour l'enfant. Le médecin doit exiger l'éloignement immédiat du nouveau-né, si inhumain que paraisse cet ordre. C'est en effet le seul moyen de soustraire ce prédisposé au foyer de contamination familiale. Le mieux est de le confier à une nourrice mercenaire habitant la campagne; l'allaitement au sein et les soins intelligents doivent atténuer chez ce nourrisson la prédisposition héréditaire.

*
* *

Telle est dans ses grandes lignes le traitement médical de la tuberculose pulmonaire au cours de la grossesse. *Malheureusement, dans l'état social actuel, ces principes thérapeutiques sont presque toujours irréalisables*, et on a eu raison de dire que l'association « tuberculose et grossesse » rentrait dans le cadre des *maladies sociales;* pour Weinberg même, les progrès de la tuberculose pendant la grossesse sont en rapport direct avec la situation sociale. Sans tomber dans cette exagération, nous estimons que les phtisiques de la classe ouvrière, se trouvent le plus souvent dans l'impossibilité de lutter contre leur maladie. En effet, leur régime ordinaire c'est la mauvaise alimentation, le surmenage dans les usines et aussi à la maison où elles sont attachées par la présence d'enfants en bas âge. Si par hasard elles désirent se soigner, elles ne trouvent pas d'institution assez hospitalière pour les recevoir et les traiter pendant toute leur grossesse : le sanatorium admet peu d'indigentes et les refuse si elles sont enceintes, l'hôpital ne les accepte qu'au moment où leurs lésions pulmonaires sont déjà trop accentuées.

On a cherché à lutter contre cette misère sociale, et l'on a proposé de créer *soit des sanatoria pour femmes tuberculeuses en état de grossesse, soit des infirmeries spéciales annexées aux Maternités.*

Mais il *paraît difficile de créer des sanatoria spé-*

ciaux quand ceux qui existent, très encombrés, admettent peu d'indigentes et sont obligés de refuser le plus grand nombre des malades qui devraient y faire un séjour. Toutefois, l'Allemagne a réalisé à ce point de vue de grands progrès, par ses *institutions de guérison qui sont alimentées par les Caisses d'assurance contre la maladie.*

Nous signalons également l'existence d'un sanatorium pour femmes tuberculeuses en Norvège (Albeck).

Plus réalisable est la création d'une *infirmerie spéciale dans chaque Maternité.* La tuberculeuse y serait admise dès le début de sa grossesse, et elle suivrait dans toute sa rigueur le traitement antibacillaire : on pourrait ainsi la mettre en observation et discuter dans de bonnes conditions la question de l'interruption de la grossesse.

Les accoucheurs français ont eu plus de sollicitude à l'égard des enfants issus de mère tuberculeuse, et ils ont créé des *institutions* qui fonctionnent admirablement bien. Nous citerons à titre d'exemple, la *nourricière Rémond*, dirigée par M. le Dr Plauchu, accoucheur des Hôpitaux de Lyon. On y élève les prématurés de la région lyonnaise. A Paris, Grancher a créé *l'Œuvre de la Protection de l'Enfance* qui permet d'élever les nourrissons de tuberculeuses dans de fort bonnes conditions à la campagne.

Il est *nécessaire de multiplier ces œuvres de prévoyance et de protection sociale contre la maladie, si l'on veut réaliser des progrès thérapeutiques ;* il faut les encourager d'autant plus que l'on fera ainsi œuvre de prophylaxie sociale.

CONCLUSIONS

I. — Le traitement de la femme atteinte de tuberculose pulmonaire pendant la grossesse, ne doit pas être systématiquement conservateur ou interventionniste; il doit être l'un ou l'autre suivant les cas.

II. — Le plus souvent, il faut laisser évoluer la grossesse, soit que son âge se trouve déjà trop avancé, soit que la tuberculose pulmonaire revête une forme déjà grave ou n'ait aucune tendance à évoluer (lésion cicatrisée).

III. — L'avortement artificiel est indiqué quand la grossesse n'a pas dépassé trois mois chez les malades dont la tuberculose pulmonaire est au début et susceptible de s'améliorer ou même de guérir.

Avant d'intervenir, le médecin doit s'entourer de toutes les garanties médicales, morales et légales que comporte la situation.

IV. — La stérilisation est une opération grave qui ne peut être considérée comme le complément nécessaire de l'avortement provoqué. Elle a des indications plus restreintes et ne se fera que dans les cas limités où toute nouvelle grossesse doit faire craindre une aggravation fatale chez une phtisique multipare, déjà âgée, trop fertile. D'ailleurs son action spécifique sur la tuberculose est discutable parce que l'embonpoint post-opératoire n'est pas un signe d'amélioration ou de guérison.

V. — Le traitement obstétrical ne peut donner de bons résultats que s'il est complété par le traitement médical (repos, bonne alimentation, grand air, cure d'altitude ou de climat marin); aussi il est nécessaire de développer au profit des classes pauvres, des institutions de guérison et des sanatoria à l'exemple de l'Allemagne. Une infirmerie pour tuberculeuses, annexée à chaque Maternité permettrait de surveiller étroitement ces malades et de leur donner pendant toute la période de grossesse les soins qu'exige leur état.

En arrivant à la fin de cette étude, nous avons l'impression que nos conclusions ne sont pas *définitives*. Elles sont surtout basées sur *quelques arguments cliniques*, *de nombreux documents étrangers*, *des remarques et critiques personnelles* : elles seront ou fortifiées ou amoindries par l'expérience ; mais, en supposant même que l'expérience les confirme, elles seront toujours *contestées* par quelqu'un car le problème auquel elles se rattachent est *complexe* et *délicat;* il prend appui sur des *faits* qui eux-mêmes *ne sont pas encore bien établis : les rapports entre la tuberculose et la grossesse*, *l'hérédité tuberculeuse*, *la curabilité de la tuberculose pulmonaire*.

Il est essentiellement *médical*, et pourtant beaucoup d'auteurs se plaisent à faire intervenir dans la discussion des arguments tirés de la *morale*, de la *jurisprudence*, de l'*économie sociale*, du *sentiment de famille*, et même du *sentiment religieux ;* et, suivant qu'on l'envisage à l'un ou l'autre de ces points de vue, les idées changent.

Pour certains accoucheurs, l'avortement, quel qu'il soit est un acte criminel que leur conscience réprouve ; d'autres hésitent à engager leur responsabilité, devant l'incertitude des textes de loi ; d'autres sont des interventionnistes parce qu'ils considèrent les enfants des tuberculeuses comme de véritables déchets sociaux, des non valeurs qui ne peuvent que compromettre la force de la société et les qualités de la race; d'autres sacrifient sans hésiter l'enfant à la mère parce que cette dernière représente l'âme de la famille ; enfin il existe encore un tout petit nombre d'accoucheurs pour qui le *non occides* de leur religion reste un commandement intangible.

Nous, nous croyons au contraire qu'il faut s'extérioriser, autant que possible, de tout sentiment pour n'envisager le problème qu'au seul point de vue médical.

Mais, sur ce terrain, encore, il y a de grandes divergences d'opinion, car l'accoucheur est porté à défendre les intérêts de l'enfant, le médecin à défendre la vie de la malade, l'accoucheur gynécologue (Allemagne) à préconiser l'intervention, *tant il est vrai que chacun subit inconsciemment une certaine déformation d'esprit qui lui vient de sa profession.*

Enfin, ce *problème dépend étroitement des découvertes scientifiques de l'avenir* ; il peut même être définitivement résolu si l'on parvient à établir avec certitude le pronostic de la tuberculose pulmonaire au cours de la grossesse, et si l'on trouve le traitement spécifique de la tuberculose.

Aussi, nous rendant compte de toutes ces difficultés, nous concluons avec prudence, en disant que, *dans l'état actuel des choses, la thérapeutique abortive nous paraît salutaire dans certains cas de tuberculose pulmonaire.*

C'est cette conviction qui nous a incité à mettre en évidence une méthode thérapeutique *ignorée presque par principe en France*, et nos vœux seront réalisés si tous les membres du corps médical qui ont l'occasion de voir des tuberculeuses au début de leur grossesse *discutent à leur propos la question d'intervention, et, de concert avec l'accoucheur, posent quelquefois les indications de l'avortement thérapeutique.*

BIBLIOGRAPHIE

Nous indiquons seulement les articles qui ont été publiés sur ce sujet depuis 1902 ; pour la bibliographie antérieure à cette époque, nous renvoyons le lecteur aux ouvrages signalés tout au début de notre thèse.

Ahlfeld, Des indications de l'avortement provoqué *(Zentralbl., f. gyn.*, n° 23, 1906).

Angres, Alwin, Tuberculose et grossesse *(Inaug. Dissert. Univ. Greifswald*, mars 1911).

Ascoli, Communic. au XIIIe Congrès de la Soc. Méd. Int., Padoue, 1903.

Auber, *Tuberculose et Mariage* (thèse de Bordeaux, 1908).

Bar et Devraigne, De l'épreuve de la tuberculine chez les femmes enceintes *(Soc. d'Obstétrique*, Paris, 16 février 1911).

Bar et Devraigne, De la sensibilité des femmes enceintes et récemment accouchées à la tuberculine *(l'Obstétrique*, 1911, 14 avril).

Bar, Daunay, Devraigne et Chirié, Faits pour servir à l'étude de la tuberculose pendant la grossesse *(Soc. Obst. de France*, XIVe session, Paris, octobre 1911).

Barbier, La tuberculose du nourrisson *(Rev. Mens. de gyn., d'obst. et de pédiatrie*, n° 11, 1909).

Baudelac de Pariente, *Des tares observées chez les rejetons des mères tuberculeuses* (thèse de Paris, 1902).

Bernard, *De la tuberculose congénitale* (thèse de Montpellier, 1908).

Beuttner, Sur les indications de l'avortement ou de l'accouchement prématuré provoqué dans la tuberculose pulmonaire et les cardiopathies graves *(Soc. Méd. Genève*, 12 juin 1908).

Bonnaire, De l'influence de la puerpéralité sur la tuberculose *(Presse méd.*, 6 octobre 1905).

— La Responsabilité du médecin dans l'avortement provoqué médical *(Presse médicale*, n° 24, 1911).

Boss, Communication au *IVe Congrès Rome*, 1902.

Bossi, les Indications médicales de l'interruption de la grossesse *(l'Obstétrique*, 1902).

— Recherches sur la transmission de la tuberculose *(Policlinica pratica*, 1903).

— De l'interruption de la grossesse dans la tuberculose *(Archives ital. de gyn.*, n° 16, 1905, Naples).

— De l'hérédité tuberculeuse *(Rass. di ost. et gyn.*, Naples, 1905).

— *C. R. du Congrès international de la Tuberculose*, Paris, 1905.

— Sur l'interruption de la grossesse chez les tuberculeuses *(Gyn. Rundschau*, 1910, n° 17).

Bouchard, *C. R. du Congrès international de la Tuberculose*, Paris, octobre 1905.

Budin, *Manuel pratique d'accouchement*, Paris, 1904.

Bumm, De l'interruption de la grossesse chez les tuberculeuses *(Semaine méd.*, n° 10, 1908).

— *Précis d'accouchement*, 1908.

— *De la nécessité d'une définition légale de l'avortement artificiel* (complément du travail de Thorn, 1910).

Burckhardt, le Pronostic de la tuberculose pulmonaire compliquée de grossesse *(C. R. Congrès intern. de la Tuberculose*, Paris, octobre 1905, p. 626-630).

— Tuberculose et grossesse d'après les observations recueillies dans les statistiques d'altitude *(Deutsch Med. Woch.*, n° 24, 1905).

Bukœniski, Grossesse et tuberculose *(Roussky Vrasch*, 23 mai 1909).

Calmette, Etiologie de la tuberculose infantile *(Annales de chirurgie et méd. infant.*, 15 février 1907).

— L'Hérédoprédisposition tuberculeuse et le terrain tuberculisable *(Echo méd. du Nord*, 9 octobre 1910, et *Revue d'hygiène*, 20 octobre 1910).

Chambrelent, *Gazette hebdom. des Sc. méd. de Bordeaux*, 1903.

— *Soc. d'Obst. de Paris*, 2 juin 1903 *(l'Obstétrique*, 1904).

Chrobak, Sur la stérilisation artificielle *(Zentralblatt für gyn.*, n° 21, 1905).

Cioffi, Comm. au *XIIIe Congrès de la Soc. méd. intern. de Padoue*, 1903.

Comby, *Rôle de la contagion humaine dans la tuberculose infantile.*

Congrès international de Gynécologie, Indications médicales de l'interruption de la grossesse, Rome, septembre 1902 (Pinard, Simpson, Marigliano, Schauta).

Congrès de la Soc. ital. méd. intern. (Ascoli, Zagari, Cioffi, Truzzi, Andirodias, Buard), Padoue, 1903.

Congrès national ital. de Palerme, 1904, Tuberculose et grossesse (Merletti, Pestalozza, Truzzi, Pinzani, Calderini, Ferroni, Giglio, Fraenkel).

Congrès (LXXXe) des Naturalistes et Méd. allemands, Cologne, 20-25 septembre 1908. Jesreck, Transmissibilité de la tuberculose de la mère à l'enfant.

Congrès international de la Tuberculose, 4e section, Washington (thèse B. Sachs), in *Revue de la Tub.*, octobre 1908.

Congrès des Naturalistes et Médecins allemands, in *Königsberg* (Prusse), 1910. In *Zentralbl. f. Gyn.*, 1910. Section gynéc. (Muller, Martin, Jaschke, Asch, Krauss, Fischer, Mayer, Döderlein, Neu, Dützmann).

Congrès (XIVe) des Gynécologues allemands, Munich, juin 1911 (*Zentralbl. f. Gyn.*, n°s 27, 28, 29, 1911). Grossesse et tuberculose.

DEMELIN, Grossesse et tuberculose (*le Médecin praticien*, 8 décembre 1908).

EICH (thèse Marbourg, 1904), *De l'avortement artificiel dans la tuberculose pulmonaire.*

FABRE, *Pièces d'obstétrique*, 1909.

FABRE et RHENTER, Un cas de granulie au cours de la grossesse (*Réunion obst. de Lyon*, 15 juin 1907).

FAVRE-THOMAS, *Tuberculose et puerpéralité. Essai critique des indications de l'avortement provoqué dans la tuberculose pulmonaire* (thèse de Paris, 1905).

FELLNER, Tuberculose et grossesse (*Gyn. Rundschau*, 1910, n°11).

FRAENKEL, Tuberculose et grossesse (*Monatschr. f. Geb. und Gyn.*, mai 1906).

— L'Aménorrhée comme signe précoce de la tuberculose pulmonaire; la Stérilité chez les femmes tuberculeuses en état de grossesse (*Gyn. Woch.*, n° 56, 15 août 1911).

FREUND, l'Interruption artificielle de la grossesse (*Deutchs. méd. Zeitung*, 1910).

FRIGYESI et KIRALIFF (de Budapest), Contribution à l'étude de la tuberculose et de la grossesse (*Gyn. Rundschau*, 1911, n° 10).

FRITSCH, L'avortement artificiel(*Deutsch. Méd. Woch.*, 1904, n° 48).

FUNKE, les Indications de l'avortement artificiel dans la tuberculose pulmonaire (*Unterelsass Aertzteverein*, décembre 1903).

GODREAU (Mlle), *Influence réciproque de la tuberculose et de la puerpéralité, d'après les statistiques faites dans les hôpitaux de Toulouse* (thèse de Toulouse, 1905-1906).

GUERDJIKOFF, Tuberculose et grossesse (*Revue méd. de la Suisse romande*, 20 décembre 1908).

GUICCIARDI, Tuberculose et grossesse *(la Gynecologia*, vol. 4, 1907).

HAMBURGER. De la nécessité d'interrompre la grossesse chez les femmes tuberculeuses *(Berl. klin. Woch.*, 1902, n° 45).

HAMM, De la tuberculose congénitale *(Zentralblatt für Gyn.*, n° 27, 1910).

HAMMERSCHLAG, *Berl. klin. Woch.*, n° 49, 1910; in *Zentralblatt*, n° 12, 1911.

HAHN, Tuberculose et grossesse *(Berl. klin. Woch.*, n° 52, 1903).

HEITZ, Transmission placentaire du bacille de Koch au fœtus dans un cas de tuberculose à marche rapide *(Rev. Tub.*, 1902).

HELLENDALL, Tuberculose et grossesse *(Gyn. Rundschau*, n° 6, 1911).

HENIUS, Tuberculose et grossesse *(Monatsch. f. Geb. und Gyn.*, mars 1911).

HÉRON, la Prédisposition à la tuberculose *(IXe Congrès international de la Tuberculose, Bruxelles*, octobre 1910).

HOFBAUER, Tuberculose et grossesse *(Deutsch. méd. Woch.*, n° 47, 1910).

HOHLBELD, De la tuberculose pulmonaire chez le nourrisson *(Münch. méd. Woch.*, n° 47, 1902).

HOLST (V. Max), Tuberculose et grossesse *(Münch. méd. Woch.*, n° 9, 1905).

HUTINEL, la Tuberculose pulmonaire des nourrissons *(Méd. prat.* 2 juin 1909).

KALABIN, De l'influence de la grossesse et de l'accouchement sur la tuberculose, et du traitement de la tuberculose pulmonaire par la tuberculine de Denis, dans la grossesse *(Schournal akouscherstwa ischenskich bolesnei*, novembre 1908).

KAMINER, l'Ophtalmoréaction a-t-elle une signification pour le pronostic de la tuberculose chez la femme enceinte *(Zentralbl.*, n° 9, 1910).

— Les indications de l'interruption de la grossesse chez les tuberculeuses *(Clinique méd.*, n° 37, 1910; in *Zentralbl.*, n° 13, 1911).

KANIA, *De l'influence de la puerpéralité sur les femmes prédisposées à la tuberculose pulmonaire* (thèse de Paris, 1904).

KIEWE (Siegfried), Tuberculose et grossesse *(Inaug. Dissert. Königsberg*, 1910).

KLEINWAECHTER, *l'Interruption artificielle de la grossesse*, 1902.

LAMBINON (Liège), Tuberculose et grossesse *(Journal d'Accouchement*, n° 37, 1903.

LANDOUZY, Sur les voies conceptionnelles et transplacentaires de pénétration de la tuberculose (hérédo-tuberculose) *(Annales de gyn. et obstét.*, janvier 1911.

Landouzy, *L'Hérédité tuberculeuse* (communication à l'Académie de méd. de Paris, octobre 1910).

La Torre, Tuberculose et grossesse *(la Clinica ostetrica*, 1906).

Laurier (Nattan), *Revue hebdom. de la tuberculose*, 1904.

Lempert, *De l'influence de la grossesse, de l'accouchement et du post-partum sur la tuberculose pulmonaire*, 27 décembre 1909, Paris.

Lequeux, Des rapports entre la tuberculose et la grossesse au point de vue pronostic et thérapeutique *(Journal de méd. interne*, 30 avril 1909).

Lhomme, *Contribution à l'étude de la tuberculose dans l'enfance* (thèse de Paris, 1905-1906).

Lop (de Marseille), *Annales de la Soc. d'obst. de France*, 1902.

Magnette, *Contribution à l'étude clinique et thérapeutique de l'évolution de la tuberculose pulmonaire après l'accouchement et l'avortement spontané ou provoqué*, Lyon, 1908.

Malebary, Tuberculose et grossesse *(the American Journal of obst.*, juillet 1905).

Maleterre, *Contribution à l'étude de la tuberculose dans la première enfance* (thèse de Nancy, 1906).

Marigliano, Tuberculose et grossesse au point de vue thérapeutique *(la Clinica ostetrica*, n° 2, 1906).

— *Leçon clinique obstétricale*, 15 juin 1907.

Martin, l'Ophtalmoréaction et le pronostic de la tuberculose dans la gravidité *(Münch méd. Woch.*, n° 3, 1909 ; in *Zentralbl. f. Gyn.*, 1910.

Marschner, Sur la question de l'avortement artificiel *(Zentralbl., f. Gyn.*, n° 10, 1910.

Medovikov, la Fréquence de la tuberculose chez les enfants *(Roussk. Vratch.*, 25 décembre 1910 ; *Sem. méd.*, 7 juin 1911).

Meyer, Tuberculose et prédisposition *(Rev. méd. Suisse romande*, n° 7, 30 juillet 1908).

Merletti, *Atti della Soc. ital. di ost. et gyn.*, vol. X ; Tuberculose et grossesse, 1904-1905.

Monnier, *Considération sur les rapports de la grossesse et de la puerpéralité* (thèse de Paris, 1908).

Montal, De l'avortement provoqué *(Presse médicale*, 25 mars 1911).

Mordkowitsch (David), Traitement de la tuberculose pendant la grossesse *(Inaug. Dissert. Univ. Berlin*, mars-avril 1911).

Mosny, la Famille des tuberculeux *(Annales d'hygiène publique et de méd. légale*, mars 1902).

Pariente, *Part de l'hérédité et de la contagion dans la tuberculose infantile* (thèse de Montpellier, 1902-1903).

PAUKOW, de Fribourg, De la transmission héréditaire de la tuberculose (*Monatsch. f. Geb. und Gyn.*, Bd XXXII, Heft 5; *Zentralbl. f. Gyn.*, n° 3, 1911).

PÉHU et CHALIER, De la tuberculose humaine congénitale (*Arch. de méd. des enfants*, janvier-février 1908).

PERI, Sur l'interruption artificielle de la grossesse au cours de la tuberculose pulmonaire (*Il Policlinico*, avril 1903).

PESTALOZZA, Tuberculose et grossesse (*la Gynécologia*, n° 10, 1905).

PETERS, De la nécessité d'une définition légale de l'avortement artificiel (*Zentralbl. f. Gyn.*, n° 22, 1910).

PIERY, l'Hérédité de la tuberculose (*Lyon médical*, 27 nov. 1910).

PINARD, Préface des cliniques obstétricales de Queirel, 1902.

— De l'interruption thérapeutique de la grossesse (*Rev. Franç. de méd. et chirurgie*, n° 9, 1903).

PISSAVY, Fréquence comparée de la tuberculose chez les descendants des tuberculeux et chez les descendants des non-tuberculeux (*la Clinique infantile*, 11 janv. 1910).

PLAUCHU et GARDÈRE, le Nourrisson prématuré né de mère tuberculeuse (*Presse médicale*, 26 octobre 1907).

PLAUCHU et ALOIN, les Prématurés nés de mères tuberculeuses (*Lyon médical*, janvier 1911).

PLAUCHU, *De la mortalité des prématurés dans ses relations avec les causes de la prématurité* (communic. à la Soc. obst. de France, 1911).

— La Frauenclinique allemande (*Lyon médical*, avril-mai 1911).

— *L'Obstétrique*, 1912.

POLAG, Sur la légitimité de l'avortement artificiel au point de vue médical, juridique et économique national (*Zentralbl. f. Gyn.*, n° 2, 1910).

PROUST *Influence qu'exerce la grossesse, l'accouchement et l'état puerpéral sur la tuberculose pulmonaire* (thèse de Paris, 1903).

QUEIREL, *Leçons de clinique obstétricale*, Paris, 1902.

RABINOWITSCH, De l'avortement artificiel au cours de la tuberculose (*Inaug. Dissert. Univ. Heidelberg*, mars 1909).

RABNOW et REICHER, Tuberculose pulmonaire et grossesse (*Deutsch. méd. Woch.*, n° 22, 1911. Résumé dans *Presse médicale*, 30 septembre 1911).

RANI, Tuberculose et grossesse (*la Clinica Ostetrica*, février 1909).

REICHE, Tuberculose et grossesse (*Münch. méd. Woch.*, n° 28, 1905).

RENON, la Tuberculose pulmonaire et la grossesse (*Journ. des méd. praticiens*, 3 février 1906).

Rosthorn, Tuberculose et grossesse (*Monatch. f. Geb. und Gyn.*, n° 17, 1906).

Rudaux, Tuberculose et puerpéralité (*la Clinique*, juillet 1909).

Ruge, De l'interruption artificielle de la grossesse dans les vomissements incoercibles et dans la phtysie (*Berl. klin. Woch.*, n° 33, 1905).

Salge (Berlin), Contribution à l'étude de l'infection tuberculeuse dans le premier âge (*Jahrbuch. f. Rund.*, n° 1, janvier 1906).

Schenk (Prague), Recherches sur les anticorps tuberculeux et leur passage de la mère à l'enfant (*Zentralbl.*, n° 19, 1910).

Shalkowski (Lemberg), Commentaire sur les indications de l'interruption de la grossesse (*Livowski tygodnik lekaiski*, n°s 26-30, 1909; *Zentralbl. f. Gyn.*, n° 9, 1911).

Sippel, Nouv. élém. pour faciliter un pronostic sur la tuberculose et la grossesse (*Gyn. Rundschau*, n° 20, 1908; *Zentralbl. f. Gyn.*, n° 9, 1910).

Société médicale de Hambourg, 1904, Simmond.

Société de méd. berlinoise, 4 juin 1902, l'Interruption de la grossesse chez les femmes tuberculeuses (Hamburger, Kaminer, Jacob, Heimann, Dührssen), in *Semaine médicale*, n° 25, 1902).

Société méd. de Würzburg, 7 novembre 1905; *Presse médicale, Samedi*, 25 novembre 1905, Bollenhagen.

Société méd. de Genève, 9 mars 1905 (*Rev. méd. de Suisse allem.*, n° 5, 1905), Tuberculose et grossesse.

Société gyn. de Dresde, 21 octobre 1909 (in *Zentralbl. f. Gyn.*, n° 5, 1910). Léopold, Von Holst, Schlimpert.

Société des médecins contre la tuberculose à Karlshr., juin 1910.

Société Hufeland Berlin, 8 décembre 1910, Tuberculose et grossesse. Martin, Bardeleben, Dürhssen, Gottschalk, Bumm.

Société des médecins de Leysins, 27 avril 1911, Grossesse et tuberculose pulmonnaire (in *Presse méd.*, 5 juillet 1911). Dieudonné, de Reynier, de Peyer, Roulet, Jacquerod, Tecon, Exchaquet, Kaplausky.

Société gynéc. de Dresde, séance du 16 juin 1910 (in *Zentralbl. f. Gyn.*, n° 10, 1911). Sur l'avortement artificiel. Marschner, Léopold.

Société de gyn. et accouch. Berlin, 1911, Discussion sur grossesse et tuberculose. Wolff, Eisner, Dützmann, Bardeleben, Strassmann.

Stern, Recherche systématique des réactions locales à la tuberculose pendant la grossesse et les suites de couches, conclusions diagnostiques et pronostiques *(Monatch. f. Geb. und Gyn.*, ns 3, 1910).

STRASSMANN, *Berl. klin. Woch.*, 1902.

STUART TIDEY (Montreux), Tuberculose et grossesse *(Journal des praticiens*, n° 5, février 1906).

TÉCON, Tuberculose pulmonaire et grossesse *(Revue médicale de la Suisse romande*, 20 juin 1911).

TEISSIER, *C. R. du Congrès intern. de la Tuberculose*, Paris, octobre 1905.

THORN, De la nécessité d'une définition légale de l'avortement artificiel *(Zentralbl. f. Gyn.*, n° 15, 1910).

VEIT, *Tuberculose et grossesse* (Stuttgart, 18 septembre 1906).

VIDAL, *le Droit à l'avortement. Essai critique médical et social* (thèse de Toulouse, 1908).

VILLAPADIERNA, Tuberculose et grossesse *(Siglio méd.*, 30 juil 1910).

VITTOZ, *De la survie des enfants d'accouchées atteintes de tuberculose pulmonaire* (thèse de Lyon, 1911).

WEILL, Œuvre de préservation de l'enfance contre la tuberculose *(Bull. du IVᵉ Congrès d'hygiène sociale Lyon*, 1907).

— *Précis de médecine infantile* (thèse de Dauvergne, Lyon, 1904).

WEINBERG, Rapport entre la tuberculose et la grossesse, l'accouchement et les suites de couches *(Beiträge zur klinik den Tuberkulose*, n° 3, 1906).

WILLIAMS, la Prédisposition héréditaire de la tuberculose pulmonaire *(IXᵉ Congrès intern. de la Tuberculose*, Bruxelles, 1910).

WOSITA, Tuberculose et grossesse *(Inaug. Dissert. Univ. Münch.*, juillet 1910; *Zentralbl. f. Gyn.*, n° 14, 1911).

ZANONI, De l'avortement dans la tuberculose pulmonaire *(Gaz. Degli osped. e della Clin.*, 2 mars 1902).

ZAMBONI BALDO, la Famille des tuberculeux *(Revista di Scienza méd.*, 15 janvier 1902).

ZELLFELDER, *A propos de la tuberculose des nourrissons* (thèse inaug., Munich, 1904).

ZIRKEL, Contribution à l'étude des complications au cours de la tuberculose et de la grossesse *(Inaug. Dissert. Würzburg*, mars 1908).

TABLE DES MATIÈRES

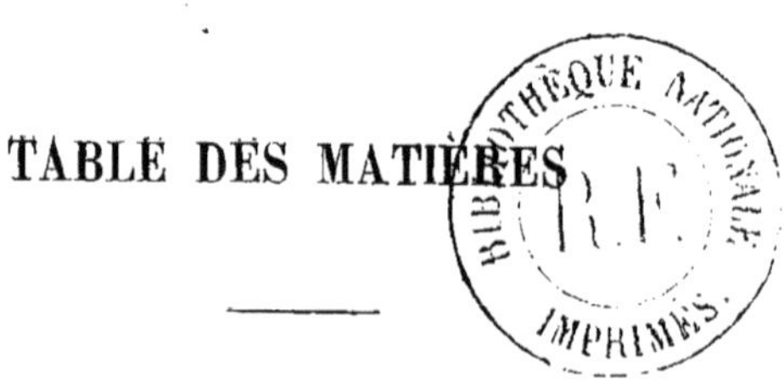

Lyon. — Imprimerie A. Rey, 4, rue Gentil. — 60203

www.ingramcontent.com/pod-product-compliance
Ingram Content Group UK Ltd.
Pitfield, Milton Keynes, MK11 3LW, UK
UKHW012040240726
13965UKWH00003B/922

9 782013 062046